儿科PIVAS
实用手册

黄晓英 / 主编

ERKE PIVAS
SHIYONG SHOUCE

U0308069

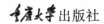

重庆大学出版社

图书在版编目（CIP）数据

儿科 PIVAS 实用手册 / 黄晓英主编. --重庆:重庆
大学出版社,2022.5
ISBN 978-7-5689-3265-3

Ⅰ.①儿… Ⅱ.①黄… Ⅲ.①儿科学—输液疗法—
手册 Ⅳ.①R720.5-62

中国版本图书馆 CIP 数据核字(2022)第 069201 号

儿科 PIVAS 实用手册
ERKE PIVAS SHIYONG SHOUCE

主 编 黄晓英
策划编辑:胡 斌
责任编辑:胡 斌 版式设计:胡 斌
责任校对:谢 芳 责任印制:张 策
*
重庆大学出版社出版发行
出版人:饶帮华
社址:重庆市沙坪坝区大学城西路 21 号
邮编:401331
电话:(023) 88617190 88617185(中小学)
传真:(023) 88617186 88617166
网址:http://www.cqup.com.cn
邮箱:fxk@ cqup.com.cn(营销中心)
全国新华书店经销
POD:重庆新生代彩印技术有限公司
*
开本:720mm×1020mm 1/16 印张:18 字数:335 千
2022 年 6 月第 1 版 2022 年 6 月第 1 次印刷
ISBN 978-7-5689-3265-3 定价:78.00 元

本书如有印刷、装订等质量问题,本社负责调换
版权所有,请勿擅自翻印和用本书
制作各类出版物及配套用书,违者必究

儿科 PIVAS 实用手册

主　编：黄晓英

副主编：吴　青　况　迪　陈　添　黄丽红
　　　　　胡　凌　刘　彬　赵　华

参　编：叶小丹　唐　逸　王　清　刘　婷　夏　雪　周承美
　　　　　程　欢　兰　崛　廖秀娟　杨君岳　何君艳　李奎毅
　　　　　蒋　倩　邓　松　王　韦　李佳壕　唐　跃　李雪梅
　　　　　钟百川　黄　爽　周　秘　赵　狄　宋飞凡　陈　华
　　　　　蒋祖艳　程　艺　蒋　依　樊继山　熊小叶　李　爽
　　　　　袁永霞　颜　莉　陈小琴　李雪儿　唐　维

前　言

1999 年我国建立了第一家静脉药物调配中心（Pharmacy Intravenous Admixture Service，PIVAS），至 2022 年，全国大部分医院都陆续开设了 PIVAS 室，将医院的全部或部分静脉输注药物（有的医院仅集中调配化疗药和肠外营养液）纳入 PIVAS 集中调配。但因儿童静脉用药调配难度大，分零药品多，剂量精准度要求高，需要调配的药品及其配送环节无法得到高质量保障，绝大多数医院将儿科特别是新生儿静脉用药排除在集中调配外，仍由病区护士在病房进行开放式加药混合调配。

重庆医科大学附属儿童医院作为我国西部地区的大型综合性儿科医院，通过多年的儿科静脉用药集中调配实践，积累了丰富的小剂量药品和泵注给药处方审核、标签打印、摆药、调配和成品复核、打包装箱及配送经验，在参考国内外该领域相关进展的基础上，我们编撰了《儿科 PIVAS 实用手册》一书。本书从临床用药服务、儿科适用方法分享、PIVAS 质量控制、人员培训等几个方面，就 PIVAS 在儿科静脉用药集中调配中遇到的问题、药品调配过程中的质量控制等方面做了详细介绍，以期为国内 PIVAS 同行开展儿科静脉用药调配提供参考。在此，感谢编写团队的辛劳工作，感谢医院及药学部领导对 PIVAS 的大力支持。当然，在我们的撰写工作中难免存在挂一漏万、以偏概全的问题，敬请读者提出宝贵的意见。

黄晓英

2022 年 1 月

目　录

第二部分　儿科实用方法分享

第三部分　PIVAS 质量管理

第四部分　PIVAS人员培训

第一部分

药学服务

第一篇 临床用药指导

实用案例 1 炎琥宁和氨溴索序贯输注, 后者输注过程中莫菲氏滴管出现白色絮状物

案例来源

病毒性肺炎的治疗,临床常联合使用氨溴索和炎琥宁,先静脉滴注 0.9%氯化钠注射液+氨溴索,继续静脉滴注 5%葡萄糖注射液+炎琥宁时,输注大约 5 min 后,莫菲氏滴管中液体出现了白色浑浊,原因是什么? 序贯输注炎琥宁时,哪些药物需冲管?

案例类型

☑临床用药指导 □患者用药指导 □PIVAS 不合理医嘱反馈 □PIVAS 实际工作中发现 □PIVAS 质量检查

案例信息(发生相关环节)

□医嘱审核 □批次分配 □标签打印 □摆药 □传药入仓 □调配 □成品核对 ☑临床用药

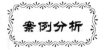

案例分析

炎琥宁系穿心莲提取物经酯化、脱水、成盐精制而成的脱水穿心莲内酯琥珀酸半酯钾钠盐,能特异性地兴奋垂体肾上腺皮质功能,促进促肾上腺皮质激素(ACTH)释放,增加垂体前叶中 ACTH 的生物合成,抑制早期毛细血管通透性增高与炎性渗出和水肿。炎琥宁常用于病毒性肺炎和病毒性上呼吸道感染。不良反应包括皮疹、瘙痒,甚至呼吸困难、水肿、过敏性休克等过敏反应,恶心、呕吐、腹痛、腹泻等消化道反应,以及血液系统、致热源样反应。由于其常见且严重的不良反应,在临床使用中需更加严格地审核炎琥宁配伍溶媒及前后输注的药物。

炎琥宁为二萜内酯结构,含有共轭双键,易发生水解和氧化反应,在 pH 值范围为 6～8 时较稳定[1],开环后产生其他物质,生成沉淀。炎琥宁产生浑浊需从三个方面来考虑:①配伍的溶媒是否合适;②序贯输注的药物可能影响炎琥宁的溶解度;③序贯输注的药物可能和炎琥宁发生化学反应,生成沉淀。

炎琥宁可用于肌内静注或静脉滴注。静脉滴注时说明书明确要求灭菌用水稀释后,用 5% 葡萄糖注射液或 5% 葡萄糖氯化钠注射液溶解稀释后滴注。溶媒不同,pH 不同,炎琥宁溶解度就不同,微粒数量和浑浊度也不同。莫妙容[2]和黄芳[3]均在临床使用中发现了炎琥宁与 10% 葡萄糖注射液易生成白色浑浊物或白色结晶,可能与 10% 葡萄糖注射液 pH 偏酸性有关。随放置时间的增加,炎琥宁在 5% 葡萄糖注射液或 5% 葡萄糖氯化钠注射液中的稳定性更好[4],见表 1-1。

表 1-1　炎琥宁配伍输液含量测定文献调查基本结果

配伍输液	0 h	2 h	4 h	6 h	8 h	10 h	12 h
0.9%氯化钠注射液	100.00	99.75	99.53	95.15	91.79	88.66	85.22
5%葡萄糖注射液	100.00	99.83	99.62	97.35	96.61	94.92	92.31
10%葡萄糖注射液	100.00	99.80	98.98	95.47	91.23	87.53	83.65
5%葡萄糖氯化钠注射液	100.00	99.91	99.55	97.33	96.89	93.17	91.88

序贯输注的药物液体酸碱度、化学性质也会影响炎琥宁的溶解。说明书明确规定炎琥宁忌与酸、碱性药物或含有亚硫酸氢钠、焦亚硫酸钠为抗氧剂的药物配伍。不宜与氨基糖苷类、喹喏酮类药物配伍。张鲲[1]对炎琥宁常见配伍禁忌和配

伍安全的药物进行了报道,见表 1-2、表 1-3。

表 1-2　与炎琥宁注射液有配伍禁忌的药物

名称	配伍药物		炎琥宁		表现
	溶剂	质量浓度	稀释液体	质量浓度	
加替沙星	NS	0.4 g : 250 mL	5%GS	0.4 g : 250 mL	白色浑浊
甲磺酸帕珠沙星氯化钠注射液	—	—	*	—	浅黄色絮状沉淀
依诺沙星	5%GS	0.4 g : 250 mL	GS	240 mg : 250 mL	果冻样凝块
葡萄糖依诺沙星	—	100 mL	NS	0.4 g : 250 mL	白色沉淀
门冬氨酸洛美沙星	5%GS	0.2 g : 500 mL	—	—	白色絮状物
左氧氟沙星	—	—	—	—	白色浑浊、沉淀
硫酸庆大霉素	5%GS	4 万 U : 500 mL		0.3 g	白色浑浊
硫酸卡那霉素	5%GS	0.5 g : 500 mL		0.3 g	白色浑浊
阿米卡星	—	0.4 g	5%GS	200 mg : 100 mL	白色浑浊、沉淀
阿奇霉素	—	—	—	—	白色浑浊、沉淀
注射用酒石酸吉他霉素	10%GS	25 g/L	10%GS	10 g/L	白色浑浊
乳酸环丙沙星	—	100 mL	NS	160 mg : 100 mL	白色絮状物
头孢哌酮钠	—	—	10%GS	—	白色浑浊
克林霉素磷酸酯注射液	—	—	—	—	白色浑浊
奥硝唑	NS	0.5 g : 100 mL	GS	320 mg : 250 mL	白色浑浊
硫普罗宁	5%GS	0.2 g : 250 mL	NS	160 mg : 250 mL	乳白色浑浊
盐酸氨溴索葡萄糖注射液	—	30 mg : 100 mL	GS	80 mg : 100 mL	白色浑浊

续表

名称	配伍药物		炎琥宁		表现
	溶剂	质量浓度	稀释液体	质量浓度	
盐酸溴己新注射液	NS	4 mg : 100 mL	NS	80 mg : 100 mL	白色絮状物
维生素 B₆		200 mg	GS	80 mg : 250 mL	浑浊
盐酸川芎嗪注射液	NS	320 mg : 250 mL	NS	240 mg : 250 mL	白色浑浊及絮状物
维生素 C	NS	3 g : 100 mL	NS	600 mg : 100 mL	白色絮状物
门冬氨酸钾镁	NS	20 mL : 250 mL		80 mg	白色絮状物
氨曲南	5%GS	1.6 mL	注射用水	1.6 mL	蜂蜜样黏稠液
甲氧氯普胺注射液	—	—	—	—	浑浊
果糖二磷酸钠注射液	—	—	GS	80 mg : 100 mL	白色浑浊
葡萄糖酸钙注射液	5%GS	2 g : 250 mL	GS	0.2 g : 100 mL	白色浑浊

注:GS 为葡萄糖注射液;NS 为 0.9%氯化钠注射液;＊为炎琥宁氯化钠注射液,其他均为注射用炎琥宁;—为不详。

表 1-3　与炎琥宁注射剂配伍安全的药品及其指标

配伍药物		输液		炎琥宁剂量或浓度	温度和时间	指标及结果
名称	剂量或浓度	名称	体积			
头孢替唑钠	10 mg	NS	—	10 mg	25 ℃,2 h	pH(5.75~5.80)、含量、不溶性微粒、外观均正常

续表

配伍药物		输液		炎琥宁剂量或浓度	温度和时间	指标及结果
名称	剂量或浓度	名称	体积			
注射用头孢匹胺钠	1 g	NS	100 mL	160 mg	室温,6 h	pH(6.20~6.39)、含量、外观均正常
头孢拉定	1 g	NS	100 mL	160 mg	25 ℃,6 h	pH(8.57~8.62)、含量、外观均正常
头孢唑林钠	2 g/L	NS,5%GS,10%GS,GNS			25 ℃,8 h	pH(5.85~6.31)、含量、外观均正常
注射用头孢尼西钠	1 g	NS	100 mL	160 mg	室温,6 h	pH(5.36~5.42)、含量、外观均正常
注射用头孢曲松钠	1 g	NS	100 mL	160 mg	25 ℃,6 h	pH(6.36~6.41)、含量正常,5 h 开始颜色加深
注射用头孢呋辛钠	1 g	NS	100 mL	160 mg	25 ℃,8 h	pH(7.33~7.69)正常,5 h 后含量降至95%以下,4 h 后降解产物超过1%,6 h 开始颜色加深
注射用头孢拉定	1 g	NS	100 mL	160 mg	25 ℃,8 h	pH(6.72~7.94)、含量、外观均正常
头孢噻肟钠	1 g	NS	100 mL	160 mg	25 ℃,8 h	pH(5.34~5.48),4 h 后颜色略加深,含量在6 h 后降至95%以下,3 h 后降解产物峰面积占总峰面积百分比超过1%、外观均正常
注射用头孢唑肟钠	2 g/L	NS	—	1.6 g/L	室温,8 h	pH(6.37~6.45)、含量均正常

续表

配伍药物		输液		炎琥宁剂量或浓度	温度和时间	指标及结果
名称	剂量或浓度	名称	体积			
注射用头孢地嗪钠	1 g	NS	250 mL	160 mg	室温,8 h	pH(6.11～6.28)、含量、外观均正常
头孢唑林钠	0.5 g	5%GS	500 mL	0.3 g	室温,8 h	pH(4.97～5.18)、含量、外观均正常
青霉素钠	160 万 U	5%GS	500 mL	0.3 g	室温,8 h	pH(5.86～6.02)、含量、外观均正常
林可霉素	0.3 g	5%GS	500 mL	0.3 g	室温,8 h	pH(4.59～4.81)、含量、外观均正常
甲硝唑注射液	1 g	NS	100 mL	160 mg	室温,24 h	pH、含量、微粒、外观均正常
更昔洛韦葡萄糖注射液	—	—	—	—	20±1 ℃,6 h	pH、含量、外观均正常
利巴韦林	—	NS	—	—	25 ℃,6 h	pH、含量、外观均正常
氨茶碱注射液	0.05 g:2 mL	NS	50 mL	32 mg	室温,24 h	pH(8.15～8.75)、含量正常,6 h 时,微粒明显增加,配伍液橙黄色,含量明显下降
注射用赖氨匹林	0.5 g	NS	500 mL	0.3 g	25℃,8 h	外观、不溶性微粒、pH(4.68～5.75,逐步降低)、含量均正常
果糖注射液	—	—	—	—	25 ℃,2 h	pH(4.77)、外观均正常
维生素 C	0.5 g	5%GS	500 mL	0.3 g	室温,8 h	pH(5.68～5.83)、含量、外观均正常

注:GS 为葡萄糖注射液;NS 为氯化钠注射液;GNS 为葡萄糖氯化钠注射液;—为不详。

该案例中炎琥宁选择溶媒符合说明书要求,排除与溶媒配伍发生浑浊的可能性。医嘱中氨溴索注射液 pH 为 5,不能与 pH 大于 6.3 的其他溶液混合,随着 pH 增加会产生游离碱沉淀。两者序贯输注,氨溴索注射液 pH 显酸性,二者混合时,炎琥宁可能发生水解、氧化反应,使炎琥宁开环产生沉淀;另外炎琥宁也可能导致氨溴索生成游离碱沉淀。

PIVAS 药师建议

炎琥宁配伍禁忌多、不良反应严重,医嘱审核时,除了审核剂量是否适宜,还应关注是否应单独使用、溶媒选择是否适宜,严格按照说明书则只能使用 5% 葡萄糖注射液或 5% 葡萄糖氯化钠注射液溶解稀释,若选择其他溶媒需联系医生说明原因并进行干预。静脉使用调批次时需关注患儿是否同时在使用氨溴索、维生素 B_6、阿奇霉素、奥硝唑、氟喹诺酮类、强酸、强碱等存在配伍禁忌的药物。若有,需间隔批次或间隔无配伍禁忌的药物,在无法避免间隔的情况下,告知临床医生和护士应用 5% 葡萄糖注射液或 5% 葡萄糖氯化钠注射液充分冲管,使用炎琥宁前后应先确保输液管内无浑浊和沉淀。

参考文献

[1] 张鲲,解华.炎琥宁注射剂的临床配伍安全研究近况[J].中国药业,2013,22(19):63-65.

[2] 莫妙容.注射用炎琥宁与 10% 葡萄糖注射液存在配伍禁忌[J].护理实践与研究,2015,12(1):73.

[3] 黄芳.注射用炎琥宁与 10% 葡萄糖存在配伍禁忌[J].实用临床护理学电子杂志,2017,2(7):188.

[4] 何锦妍,邓卓航.注射用炎琥宁与四种输液配伍的稳定性分析[J].实用医技杂志,2015,22(10):1107-1108.

实用案例2 头孢唑肟钠(益保世灵)与丁二磺酸腺苷蛋氨酸(思美泰)序贯输注,后者输注过程中莫菲氏滴管出现白色浑浊

案例来源

肝脏疾病患者伴有感染时,临床联合使用头孢唑肟钠与丁二磺酸腺苷蛋氨酸,患者先静脉滴注5%葡萄糖注射液+头孢唑肟钠,继续静脉滴注5%葡萄糖注射液+丁二磺酸腺苷蛋氨酸,输注大约10 min时,莫菲氏滴管中液体出现了白色浑浊,原因是什么?

案例类型

☑临床用药指导 □患者用药指导 □PIVAS不合理医嘱反馈 □PIVAS实际工作中发现 □PIVAS质量检查

案例信息(发生相关环节)

□医嘱审核 □批次分配 □标签打印 □摆药 □传药入仓 □调配 □成品核对 ☑临床用药

案例分析

头孢唑肟钠(益保世灵)为第三代头孢菌素,具有广谱抗菌的作用,主要用于敏感菌所致的下呼吸道感染、尿路感染、盆腔感染、腹腔感染、败血症、皮肤软组织感染、骨关节感染、肺炎链球菌感染或流感嗜血杆菌所致脑膜炎和单纯性性病。头孢唑肟钠为白色或淡黄色结晶粉末,可用注射用水、氯化钠注射液、5%葡萄糖注射液溶解后缓慢静脉注射,亦可加在10%葡萄糖注射液、电解质注射液或氨基酸注射液中静脉滴注30 min~2 h[1]。丁二磺酸腺苷蛋氨酸是体内甲基供体和生理性巯基

化合物的前体,促进肝细胞中谷胱甘肽的合成,增强肝脏解毒能力,增加肝细胞膜中的磷脂甲基化,促使胆汁分泌及流动,降低体内胆汁酸的水平,是临床上常用的胆汁淤积症治疗药物[2]。

查阅《306 种注射剂临床配伍应用检索表》,尚无头孢唑肟钠与丁二磺酸腺苷蛋氨酸存在配伍禁忌的记载。查阅头孢唑肟钠和丁二磺酸腺苷蛋氨酸两者的药物说明书,也未见两种药物有配伍禁忌。查阅相关文献,暂未发现两者有配伍禁忌,但有报道丁二磺酸腺苷蛋氨酸与阿洛西林、美洛西林、哌拉西林钠他唑巴坦钠、头孢哌酮钠舒巴坦钠、头孢匹胺钠、盐酸万古霉素、奥美拉唑钠、多烯磷脂酰胆碱、复方甘草酸苷、异甘草酸镁、钠钾镁钙葡萄糖、呋塞米等十余种药物静脉滴注联用时存在配伍禁忌[3],因此建议丁二磺酸腺苷蛋氨酸单独输注。

通过试验,将头孢唑肟钠和丁二磺酸腺苷蛋氨酸分别加入 5% 葡萄糖注射液100 mL 中溶解稀释,再从配好的液体中各取 10 mL 加入一次性注射器中,发现试管中的液体立即变成乳白色浑浊液。经临床观察与试验证明,头孢唑肟钠与丁二磺酸腺苷蛋氨酸存在配伍禁忌,提示医护人员在联合应用这两种药物序贯输注时,一定要冲管,避免两种药物直接作用而产生浑浊或沉淀,防止输液反应的发生,避免引起不良反应,给患者带来不良后果。

PIVAS 药师建议

头孢唑肟钠与丁二磺酸腺苷蛋氨酸存在配伍禁忌,不能同时使用。在头孢唑肟钠与丁二磺酸腺苷蛋氨酸进行序贯输注时,必须在两种药物之间使用 0.9%氯化钠注射液或葡萄糖注射液充分冲管,以免这两种药物因直接作用而发生浑浊、沉淀。

参考文献

[1] 黄祥智.注射用头孢唑肟和西咪替丁存在配伍禁忌[J].世界最新医学信息文摘,2016,16(28):168.

[2] 蔡林燕.思美泰联合熊去氧胆酸治疗 ICP 的疗效及针对妊娠不同时期患者的作用[J].中国妇幼保健,2016,31(06):1297-1300.

[3] 汤迎爽,康阿龙,张苏蘅,等.注射用丁二磺酸腺苷蛋氨酸的不良反应及配伍禁忌分析[J].中国药业,2019,28(21):67-70.

实用案例 3　碳酸氢钠和昂丹司琼序贯输注，后者输注过程中莫菲氏滴管出现白色絮状物

案例来源

临床化疗患者,先静脉滴注葡萄糖氯化钠注射液+碳酸氢钠注射液后,继续静脉滴注0.9%氯化钠注射液+昂丹司琼注射液时,莫菲氏滴管中出现了白色浑浊,原因是什么?

案例类型

☑临床用药指导　□患者用药指导　□PIVAS不合理医嘱反馈　□PIVAS实际工作中发现　□PIVAS质量检查

案例信息（发生相关环节）

□医嘱审核　□批次分配　□标签打印　□摆药　□传药入仓　□调配
□成品核对　☑临床用药

案例分析

盐酸昂丹司琼注射液是无色透明液体,它是一种强效、高选择性的5-羟色胺受体(5-HT3)拮抗剂,用于细胞毒性药物化疗和放射治疗所引起的呕吐。昂丹司琼也能预防和治疗手术后的恶心和呕吐,但机制未明。昂丹司琼能抑制阿片诱导的恶心,其作用机制尚不清楚。由于5-羟色胺受体拮抗药的高选择性,因而不会有其他止吐药的不良反应,如椎体外系反应、过度镇静等[1],昂丹司琼在儿童临床中的使用率更高。碳酸氢钠的临床应用广泛,静脉输入可治疗代谢性酸中毒,碱化尿液,还能治疗胃酸过多引起的症状等。在部分化疗药使用前,临床上常将二者联合使用以达到减轻药物不良反应的目的,碳酸氢钠可碱化尿液减少细胞毒性药物对

肾脏的损伤,昂丹司琼具有预防患者出现恶心、呕吐的作用[2]。有文献[2-4]报道,在临床工作中,发现昂丹司琼和碳酸氢钠存在配伍禁忌,二者会产生白色絮状沉淀,静置后沉淀未分解。而药品说明书并没有提及两者有配伍禁忌,故临床上两药品进行序贯输注时,必须在药物之间使用 0.9%氯化钠注射液或葡萄糖注射液充分冲管,以免这两种药物因直接作用而发生浑浊、沉淀。此外,冯玲[1]等也报道和总结了昂丹司琼的其他配伍禁忌,见表3-1。

表 3-1　盐酸昂丹司琼注射液（欧贝）配伍禁忌文献调查基本结果

配伍药品名称	结果	备注
氟尿嘧啶与欧贝	白色絮状物沉淀	
氟尿嘧啶与欧贝	白色絮状沉淀	加热无变化
奥美拉唑与欧贝	乳白色絮状物	放置冰箱后 24 h 有白色絮状物沉淀
奥美拉唑与欧贝	出现白色絮状浑浊液	静置 24 h 白色絮状浑浊液无变化
甘利欧注射液与欧贝	出现乳白色浑浊	
速尿注射液与欧贝	出现乳白色浑浊,肉眼可见少量微团	放置 24 h 后微团敞开,浑浊程度较前稍有减轻,但仍未消失
地塞米松注射液与欧贝	出现白色沉淀物	静置 24 h 白色沉淀物改变
昂丹司琼与替加氟	出现乳白色浑浊	模拟输液情况交换 2 种药液输入顺序,仍迅速出现乳白色的浑浊

PIVAS 药师建议

临床因治疗需要使用昂丹司琼和碳酸氢钠,但昂丹司琼和碳酸氢钠存在配伍禁忌。建议选择静脉注射昂丹司琼的给药方式。当需要进行碳酸氢钠和昂丹司琼序贯输注时,必须在药物之间使用 0.9%氯化钠注射液或葡萄糖注射液充分冲管,以免这两种药物因直接作用而发生浑浊、沉淀。

参考文献

［1］冯玲,段大航,王二敏,等.盐酸昂丹司琼注射液(欧贝)配伍禁忌文献调查和护理意见［J］.中国实用医药,2010,5(3):227-228.

［2］赖金玲,于秀丽,王红.碳酸氢钠注射液与盐酸昂丹司琼存在配伍禁忌［J］.吉林医学,2016,37(4):185.

［3］刘娜.盐酸昂丹司琼与几种药物存在配伍禁忌［J］.中国误诊学杂志,2010,10(21):5281.

［4］罗红,吴曼丽,杨德兰,等.碳酸氢钠注射液与盐酸昂丹司琼注射液存在配伍禁忌［J］.护理实践与研究,2012,9(2):143.

实用案例 4 注射用盐酸万古霉素与注射用 头孢哌酮钠舒巴坦钠序贯输注时, 后者输注时莫菲氏滴管里出现乳白色浑浊液体

案例来源

神经外科患儿,使用 0.9%氯化钠注射液 50 mL+万古霉素 210 mg(批号: C906684),静脉滴注完成后,序贯输注 0.9%氯化钠注射液+头孢哌酮钠舒巴坦钠 1.1 g(批号:X59696)时,莫菲氏滴管里出现乳白色浑浊液体,原因是什么?

案例类型

☑临床用药指导 □患者用药指导 □PIVAS 不合理医嘱反馈 □PIVAS 实际工作中发现 □PIVAS 质量检查

案例信息(发生相关环节)

□医嘱审核 □批次分配 □标签打印 □摆药 □传药入仓 □调配 □成品核对 ☑临床用药

案例分析

注射用头孢哌酮钠舒巴坦钠为复方制剂,为白色或类白色粉末,适用于治疗由敏感菌所引起的下列感染:上、下呼吸道感染;上、下泌尿道感染;腹膜炎、胆囊炎、胆管炎和其他腹腔内感染;败血症;脑膜炎;皮肤和软组织感染;骨骼和关节感染;盆腔炎、子宫内膜炎、淋病和其他生殖道感染。头孢哌酮钠舒巴坦钠不仅具有广谱的抗菌作用,还具有对特殊致病菌敏感的特点,因此临床在治疗重症感染时常与其他抗菌药物联合应用。注射用盐酸万古霉素是具有复杂结构的糖肽类抗菌药物,为白色粉末或冻干块状物,适用于耐甲氧西林金黄色葡萄球菌及其他细菌所致的

感染:败血症;感染性心内膜炎;骨髓炎;关节炎;灼伤、手术创伤等浅表性继发感染;肺炎;肺脓肿;脓胸;腹膜炎;脑膜炎。临床上常将这两种药物联合使用。然而二者的说明书中未提及这两种药物存在配伍禁忌,但有文献[1-4]报道在临床输液工作中,发现注射用头孢哌酮钠舒巴坦钠与注射用万古霉素相互连输时,莫菲氏滴管会出现白色絮状物浑浊,静置一段时间后,未变澄清,反而出现颗粒状沉淀。所以建议临床上在这两种药物连续输注时,需间隔时间,或者在这两种药物之间使用0.9%氯化钠注射液充分冲管,以避免这两种药物序贯输注时发生相互作用,使患者产生不适。

PIVAS 药师建议

　　头孢哌酮钠舒巴坦钠与万古霉素的说明书中并未指出二者存在配伍禁忌,但结合临床科室反馈的情况以及查阅文献所知,二者在连续输注时是存在配伍禁忌的。所以当临床有连用这两种抗菌药物时,一定要注意在进行输注时的间隔时间,或者在这两种药物之间使用0.9%氯化钠注射液进行冲管。另外,在日常工作中,要详细阅读每一种药品的说明书,查阅配伍禁忌明细,合理安排输液顺序,科学合理做好序贯使用:有配伍禁忌的药物要严格分批配送入病房,在条件允许的情况下可以做好标注;或在患者病情允许的前提下建议医生尽量做到不同药品输注之间使用少量0.9%氯化钠注射液进行冲管;或者更换输液器,避免配伍禁忌的发生,从而更好地保障临床合理、安全、有效用药。

参考文献

[1] 程瑜琳.万古霉素与头孢哌酮钠舒巴坦钠存在配伍禁忌[J].当代护士(下旬刊),2017,(8):155.

[2] 谭映林.盐酸万古霉素与头孢哌酮钠舒巴坦钠临床配伍禁忌研究[J].河北医药,2014,7(36):2051-2052.

[3] 李霞,沙彦春,唐志红,等.盐酸万古霉素与头孢哌酮钠舒巴坦钠使用存在配伍禁忌[J].华西医学,2014,29(1):128-129.

[4] 张琳,万美芬,谢燕.注射用稳可信与舒普深存在配伍禁忌[J].齐鲁护理杂志,2011,17(25):93.

实用案例 5　炎琥宁和维生素 B_6 序贯输注，后者输注过程中发现莫菲氏滴管内液体出现浑浊

案例来源

神经内科患者,使用炎琥宁后,序贯输注维生素 B_6,后者输注时莫菲氏滴管内液体出现浑浊,原因是什么?

案例类型

☑临床用药指导　□患者用药指导　□PIVAS 不合理医嘱反馈　□PIVAS 实际工作中发现　□PIVAS 质量检查

案例信息（发生相关环节）

□医嘱审核　□批次分配　□标签打印　□摆药　□传药入仓　□调配　□成品核对　☑临床用药

案例分析

炎琥宁具有灭活腺病毒、流感病毒和呼吸道病毒等多种病毒的作用,临床上常用于治疗病毒性肺炎和上呼吸道感染。维生素 B_6 能促进氨基酸的吸收和蛋白质的合成,为细胞生长所必须,用于维生素 B_6 缺乏的预防和治疗,防治异烟肼中毒,能够治疗多种原因引起的呕吐、脂溢性皮炎。

炎琥宁是一种强碱弱酸性盐,在 5%葡萄糖、5%生理盐水及 5%葡萄糖氯化钠溶液中,炎琥宁的 pH 为 6.50～6.67,其存在较高的酸碱敏感性,尤其是对强碱强酸,且具有异构化、树脂化及开环作用[1];中药制剂存在较为复杂的成分,在与其他药物配伍之后,很容易改变其 pH,产生聚合、水解、氧化等多种反应,最终出现沉淀[2]。维生素 B_6 的 pH 为 2.4～3.0,碰到碱性物质或紫外线时会分解。炎琥宁注

射剂在 pH 值范围为 6~8 时稳定,遇酸起置换反应,还原成半酯,溶解度降低而产生沉淀。因此在炎琥宁与维生素 B_6 先后输入时会引起 pH 的变化导致沉淀生成[3]。临床用药时,应加强对药物配伍禁忌的重视,合理用药,避免不良反应的发生。

　　临床工作中无法避免这两种药联合应用时,为了安全用药,建议应先输入一种药,用完后用生理盐水或葡萄糖溶液冲管,待药物完全进入血管内再换第二种药,并在用药过程中密切观察患者的反应,必要时给予相应的处理。由于中药注射剂成分和组分比较复杂,容易引起诸多的不良反应,积极做好安全用药的前馈控制有助于降低中药注射剂药品不良反应(ADR)的发生率[4]。要想更好地采取科学的方法进行安全预警、确保临床用药安全则需要临床科室、药学、信息系统等多部门的通力协作。临床医生开具医嘱后,药师审方时审方系统会提示该药物的配伍禁忌,但目前的审方系统关于药物的配伍禁忌的提示并不完善,因此医生、药师、护士应在临床工作中多留意药物使用前后的情况。

PIVAS 药师建议

　　炎琥宁和维生素 B_6 存在配伍禁忌。门诊输液或住院患儿用药有时会遇到炎琥宁和维生素 B_6 联合用药,应注意炎琥宁和维生素 B_6 的配伍禁忌,在门诊使用时注意冲管或中间间隔一组液体;住院医嘱排批时,应注意将炎琥宁和维生素 B_6 分开在不同批次。

参考文献

[1] 王成,许萍.68 例炎琥宁临床配伍不良事件分析[J].中国实用医药,2017,12(20):2.

[2] 王翠翠.炎琥宁、清开灵、热毒宁 3 种抗病毒中药注射剂之间以及与其他药物之间的配伍反应研究[J].中西医结合心血管病电子杂志,2019,7(1):2.

[3] 崔桂英.浅谈注射用炎琥宁与维生素 B_6 的配伍禁忌[J].社区医学杂志,2008,6(2):31-32.

[4] 刘辰翔,谭乐俊,王萌,等.中药注射剂配伍稳定性的研究进展[J].2015,37(4):6.

实用案例 6 患儿,女,26 天,NEC 双腔造瘘术后脑膜炎,使用替考拉宁+美罗培南抗感染 16 天疗效欠佳,为什么? 需要更换成什么药品?

案例来源

患儿为新生儿坏死性小肠结肠炎(NEC)术后,行双腔造瘘术,术后患儿反应差,可疑脑膜炎,血培养屎肠球菌,药敏结果提示对替考拉宁敏感,用替考拉宁+美罗培南抗感染疗效欠佳,查脑脊液生化微量蛋白为 1.24 g/L,药师建议将替考拉宁更换为万古霉素,疗效满意。两种抗菌药均属于糖肽类,均对屎肠球菌敏感,为何两种药物出现不同的疗效?

案例类型

☑临床用药指导 □患者用药指导 □PIVAS 不合理医嘱反馈 □PIVAS 实际工作中发现 □PIVAS 质量检查 □临床用药

案例信息(发生相关环节)

□医嘱审核 □批次分配 □标签打印 □摆药 □传药入仓 □调配 □成品核对 ☑临床用药

案例分析

患儿由于 NEC 行双腔造瘘手术,术后用美罗培南+甲硝唑抗感染。患儿术后反应差,全身感染中毒症状重,由于患儿系新生儿,细菌易透过血脑屏障造成脑膜炎,血培养结果提示屎肠球菌感染,药敏结果提示对替考拉宁、万古霉素均敏感,则加用替考拉宁联合美罗培南(40 mg/kg)+甲硝唑抗感染。用药 16 天后抗感染效果差,查脑脊液生化微量蛋白 1.24 g/L,证实患儿脑膜炎诊断成立,将替考拉宁更换为万古霉素,使用一周后,患儿情况逐渐好转,感染指标下降,足疗程后复查血培养阴性,停用万古霉素。

替考拉宁与万古霉素均属于糖肽类抗菌药物,除了对放线菌有抗菌作用的差异外,两种药物抗菌谱几乎相同[1-3]。两者均对屎肠球菌敏感,有 Meta 分析[4]对它们进行了比较,结果显示,替考拉宁组与万古霉素组在死亡率、治愈率、有效率、细菌清除率方面无统计学差异,但替考拉宁组不良反应发生率低于万古霉素组,差异有统计学意义。万古霉素易引起耳肾毒性以及红人综合征等不良反应。在适应证上两者也几乎相同,均可用于肺部感染、血流感染、骨关节感染、感染性心内膜炎感染、皮肤软组织以及围手术期的预防。但对于中枢神经系统,替考拉宁是没有适应证的,这是由于两者在组织分布上存在差异,两者的药动学比较见表 6-1、表 6-2。

表 6-1 药动学分布比较

药物	半衰期	血浆蛋白结合率	组织分布
万古霉素	6 h	55%	除脑脊液外各种体液中广泛分布,包括胸腔液、心包液、腹水、滑膜液、尿液等; 组织渗透变化较大,随感染、疾病状态变化:脑膜炎患者,脑脊液中的浓度可由 0~4 mg/L 上升为 6.4~11.1 mg/L;脑室内注射 10 mg/d×9 d,脑脊液中浓度可达 606 mg/L
替考拉宁	70~100 h	90%~95%	组织穿透性好,尤其是皮肤和骨,在肾、支气管、肺和肾上腺也能达到很高的浓度; 可以进入白细胞内,不进入红细胞、脑脊液和脂肪

表 6-2 药动学代谢和排泄

药物	代谢	肾排泄/%	胆汁排泄(胆/血浓度)/%	脑脊液与血药浓度比/%	乳汁浓度与血药浓度比/%	透过血胎屏障	体外消除
万古霉素	基本不代谢	80~90	少量	不易(脑膜炎时可以达到有效浓度)	可以	可以	普通血透、腹膜透析不能清除,高通量血透能够清除
替考拉宁	无任何替考拉宁代谢物被鉴别出来	70~80		难			持续血液超滤能清除

　　基于两者临床使用的主要区别在于中枢神经感染的选择以及不良反应发生的可能性,该患儿为脑膜炎患者,结合血培养结果为屎肠球菌,因此适宜的抗菌药物为万古霉素。

PIVAS 药师建议

　　万古霉素的使用对于肾功能正常的患儿,美国感染病协会 MRSA 指南推荐:每次 15~20 mg/kg(依据实际体质量计算),每 6 h 给药 1 次。单次剂量不超过 2 g,日剂量一般不超过 4 g;建议目标谷浓度维持在 15 mg/L 以上,使用该药品应注意监测血药浓度,且输注时应注意输注速度,每次静滴时间在 60 min 以上。

参考文献

[1] 大卫·吉尔伯特,亨利·钱伯斯,迈克尔·萨格,等.热病:桑福德抗微生物治疗指南[M].范洪伟,译.北京:中国协和医科大学出版社,2020.

[2] 万古霉素临床应用剂量专家组.万古霉素临床应用中国专家共识(2011 版)[J].中国新药与临床杂志,2011,30(8):561-573.

[3] 李光辉,王睿.替考拉宁临床应用剂量专家共识[J].中华结核和呼吸杂志,2016,39(7):500-508.

[4] 鲍登,李亚,常小红.替考拉宁与万古霉素治疗重症革兰氏阳性菌感染的系统评价[J].中国循证医学杂志,2014,14(7):841-848.

实用案例 7 万古霉素与 10% 氯化钾注射液能否配伍使用?

案例来源

血液科低血钾患者,开具医嘱万古霉素+10%氯化钾注射液+0.9%氯化钠注射液,医师询问是否存在配伍禁忌?

案例类型

☑临床用药指导 □患者用药指导 □PIVAS 不合理医嘱反馈 □PIVAS 实际工作中发现 □PIVAS 质量检查

案例信息(发生相关环节)

□医嘱审核 □批次分配 □标签打印 □摆药 □传药入仓 □调配 □成品核对 ☑临床用药

案例分析

查询《注射药临床应用速查手册》和《药品注射剂使用指南》,记载万古霉素与氯化钾注射液可以配伍使用。此外徐萍[1]等在《注射用盐酸万古霉素与氯化钾配伍的验证试验》中用 5%葡萄糖注射液配制时,在 8 h 内配伍液外观无色、澄明,pH无明显变化(见表 7-1)。两药配伍后的各配伍液的 pH 在 3.67~4.17 范围内,符合《中华人民共和国药典(2020 年版)》中《凡例》有关葡萄糖的 pH 3.2~6.5 和注射用盐酸万古霉素的 pH 2.5~4.5 的变化范围[2-4]。在消除葡萄糖吸收峰后的各时段,各配伍液紫外吸收图谱和 0 h 时图谱比较没有显著变化(图谱重叠),也未见新的吸收峰出现。

表 7-1　各配伍液中 pH 值测定结果

类别	模拟临床用药浓度/%	加 10%氯化钾注射液/(V·mL⁻¹)	pH 值								
			0 h	1 h	2 h	3 h	4 h	5 h	6 h	7 h	8 h
万古霉素	0.25	0	4.10	4.16	4.17	4.17	4.15	4.16	4.16	4.17	4.17
		1	4.05	4.10	4.12	4.15	4.14	4.16	4.16	4.16	4.16
		2	3.98	4.03	4.04	4.06	4.06	4.07	4.07	4.07	4.08
		3	4.02	4.06	4.08	4.10	4.10	4.11	4.11	4.11	4.13
	0.5	0	3.92	3.98	3.99	4.01	4.01	4.01	4.01	4.02	4.01
		1	3.82	3.86	3.88	3.89	3.89	3.88	3.90	3.84	3.91
		2	3.96	4.01	4.02	4.04	4.04	4.03	4.04	4.05	4.06
		3	3.97	4.02	4.04	4.04	4.05	4.04	4.06	4.02	4.07
	0.75	0	3.69	3.75	3.76	3.78	3.78	3.74	3.79	3.67	3.81
		1	3.74	3.79	3.79	3.81	3.81	3.83	3.82	3.80	3.83
		2	3.74	3.79	3.70	3.80	3.80	3.83	3.82	3.83	3.82
		3	3.78	3.82	3.83	3.84	3.84	3.85	3.86	3.84	3.87

PIVAS 药师建议

　　查询有关万古霉素与氯化钾注射液配伍的资料以及万古霉素与氯化钾注射液的说明书,证明两药可以配伍使用,但配置好的药液应尽快使用,以保障输液的安全性。

参考文献

[1] 徐萍,罗建华,杜饶.注射用盐酸万古霉素与氯化钾配伍的验证试验[J].抗感染药学,2012,9(2):148-149.

[2] 张石革,吕强.注射药临床应用速查手册[M].北京:化学工业出版社,2008.

［3］梁铭会,俞汝龙.药品注射剂使用指南——美国《药品注射剂手册》第 14 版缩略本［M］.北京:北京大学医学出版社,2008.

［4］国家药典委员会.中华人民共和国药典(2020 年版)［M］.北京:中国医药科技出版社,2020.

实用案例 8　拉氧头孢与哌拉西林钠他唑巴坦钠联合抗感染治疗使用数日后，患儿在序贯输注过程中出现皮疹、发热情况

案例来源

泌尿外科在使用拉氧头孢与哌拉西林钠他唑巴坦钠联合抗感染治疗 5～7 d 后，多例患儿在序贯输注哌拉西林钠他唑巴坦钠过程中出现皮疹、发热、呼吸困难等情况，患儿皮试阴性，且在连续治疗过程中，为何仍会发生不良反应？

案例类型

☑临床用药指导　□患者用药指导　□PIVAS 不合理医嘱反馈　□PIVAS 实际工作中发现　□PIVAS 质量检查

案例信息（发生相关环节）

□医嘱审核　□批次分配　□标签打印　□摆药　□传药入仓　□调配　□成品核对　☑临床用药

案例分析

注射用拉氧头孢钠为半合成氧头孢烯类抗生素，其抗菌活性类似于第三代头孢菌素，不仅抗菌谱广、抗菌力强，而且对 β-内酰胺酶高度稳定，几乎无耐药性，对临床各种感染有显著效果，特别是对难治性、多重性感染的治疗效果更佳。一般认为拉氧头孢所致不良反应轻微，很少发生过敏性休克，常见有发疹、瘙痒、恶心、呕吐、腹泻等，偶有转氨酶升高，停药后均可自行消失。在石爱平[1]等分析整理的关于拉氧头孢引起的不良反应中，显示有患者用药 2～3 d 后，再次给药时出现不良反应并加重等情况。王绚[2]等报道的拉氧头孢钠致渗出性多形红斑的临床案例中，

患者于给药第 3 日出现红色丘疱疹样反应,经停药和皮肤护理,皮疹逐渐消退,综合判断可能是由拉氧头孢引起的渗出性多形红斑。由此可以判断拉氧头孢存在给药数日后再次发生不良反应的情况,如果出现此等情况,须及时停药,防止病情加重。

注射用哌拉西林钠他唑巴坦钠(4∶1)属于 β-内酰胺酶抑制剂复方制剂。哌拉西林钠为半合成青霉素,对革兰氏阳性菌和革兰氏阴性菌都有作用,其通过与一种或多种青霉素结合蛋白(PBPs)相结合,抑制细胞壁的合成而起杀菌作用,但不耐酶,容易被青霉素酶灭活;他唑巴坦抗菌作用较弱,但有较强的抑制 β-内酰胺酶的作用,是不可逆的 β-内酰胺酶抑制剂,两者配伍能使耐药菌恢复敏感性,尤其对革兰氏阴性杆菌所致感染效果显著。哌拉西林钠他唑巴坦钠的常见不良反应包括皮疹、恶心、呕吐、过敏反应、局部刺激反应、焦虑、呼吸困难等。关于哌拉西林钠他唑巴坦钠引起的不良反应,金伯泉[3]等提到,β-内酰胺类抗菌药物除诱发速发型变态反应(如过敏性休克)外,还可能会导致迟发型过敏反应,迟发型变态反应是由致敏 T 淋巴细胞介质所致。在王从荣[4]等回顾分析总结的 29 例由注射用哌拉西林钠他唑巴坦钠引起的药物热中,王从荣等指出注射用哌拉西林钠他唑巴坦钠属于复方制剂,药物本身也不是致敏原,引起过敏的原因是生产合成过程中的杂质青霉噻唑等高聚物,青霉噻唑高聚物进入人体内后,与体内组织蛋白形成全抗原引起过敏反应。在此类 β-内酰胺酶抑制剂复方制剂的临床应用过程中,发现患者经常会在用药的不同时间出现多种药品不良反应(ADR)症状(表 8-1,表 8-2)[5]。因此,哌拉西林钠他唑巴坦钠在临床使用时应该注意用药安全,监测不良反应发生情况。

表 8-1 引发 ADR 的药品分布

药品种类	例数/例	构成比/%
头孢哌酮钠舒巴坦钠	224	62.9
哌拉西林钠他唑巴坦钠	31	8.7
阿莫西林克拉维酸钾	21	5.9
哌拉西林舒巴坦钠	21	5.9
头孢哌酮他唑巴坦钠	14	3.9
阿莫西林舒巴坦钠	13	3.7

续表

药品种类	例数/例	构成比/%
氨苄西林钠舒巴坦钠	11	3.1
美洛西林钠舒巴坦钠	11	3.1
头孢曲松钠舒巴坦钠	5	1.4
替卡西林钠克拉维酸钾	3	0.8
头孢噻肟钠舒巴坦钠	2	0.6
合计	356	100.0

表 8-2 ADR 发生的时间分布

用药时间	例数/例	构成比/%
<1 d	259	72.8
1~3 d	30	8.4
4~7 d	34	9.6
8~14 d	25	7.0
>14 d	8	2.2
合计	356	100.0

此外,郑新[6]等在注射用哌拉西林钠他唑巴坦钠致药物热的临床分析中发现,该药引起的药物热,在用药 7~14 d 的发生率最高,药物热的发生与用药时间和累积用药量都有一定的关系(表 8-3)。而药物热的发病机制为体液介导的过敏反应,可能与使用一段时间后药物产生针对性抗体、形成抗原抗体复合物,刺激吞噬细胞释放内源性致热物质有关[7]。因此,也间接说明哌拉西林钠他唑巴坦钠不良反应发生的时间与用药时间和累积用药量存在一定的关系。所以,当怀疑为哌拉西林钠他唑巴坦钠引起的不良反应时应立即停药,继续用药反而可能导致病情加重。

表 8-3 患者用药积累天数及单位积量用量分布

项目	分项	例数	构成比/%
用药累积天数,d	<7	3	10.0
	7~14	22	73.3
	>14	5	16.7
单位累积用量,g/kg	特殊原因无法计算	4	
	<1.3	2	7.7
	1.3~2.0	12	46.1
	2.0~2.7	10	38.5
	>2.7	2	7.7

PIVAS 药师建议

拉氧头孢与哌拉西林钠他唑巴坦钠在一般情况下,由于抗菌谱的相似性,建议不联合使用。拉氧头孢与哌拉西林钠他唑巴坦钠类 β-内酰胺酶抑制剂复方制剂均存在给药数日后再次发生不良反应的情况,因此需要提醒护士及患者注意在输液过程中可能出现的不良反应,如若发现不良反应,需及时停药;若不良反应较重,则需要进行抢救。

参考文献

[1] 石爱平.拉氧头孢的不良反应[J].黑龙江医药,2010,23(2):269-270.

[2] 王绚,季兴,许静.拉氧头孢钠致渗出性多形红斑 1 例[J].中南药学,2017,15(7):1019-1020.

[3] 金伯泉.医学免疫学[M].北京:人民卫生出版社,2008.

[4] 王从容.29 例由注射用哌拉西林钠他唑巴坦钠引起药物热的回顾性分析[J].中国医院药学杂志,2019,39(22):2334-2337.

［5］杨澍,崔艳丽,高秀清,等.β-内酰胺酶抑制剂复合制剂的不良反应文献分析 [J].现代药物与临床,2016,31(1):106-110.

［6］郑新,路玫.注射用哌拉西林钠他唑巴坦钠致药物热的临床分析[J].中国药房, 2015,26(18):2503-2505.

实用案例 9 维生素 C 注射液与乳酸钠林格注射液能否配伍？

案例来源

临床医师询问,可否将维生素 C 注射液加入乳酸钠林格注射液中输注?

案例类型

☑临床用药指导 □患者用药指导 □PIVAS 不合理医嘱反馈 □PIVAS 实际工作中发现 □PIVAS 质量检查

案例信息(发生相关环节)

☑医嘱审核 □批次分配 □标签打印 □摆药 □传药入仓 □调配 □成品核对 □临床用药

案例分析

维生素 C 注射液为无色或微黄色的澄明液体,制剂色泽变黄后不可应用。其 pH 值范围为 5.0~7.0。维生素 C 稳定性较差,维生素 C 化学式中含有烯二醇结构,在水溶液、碱性溶液中极不稳定,且容易被氧化分解[1-2]。

乳酸钠林格注射液为无色澄明液体,为复方制剂,其主要组份 1 000 mL 中含:乳酸钠 3.10 g,氯化钠 6.00 g,氯化钾 0.30 g,氯化钙($CaCl \cdot 2H_2O$)0.20 g。其 pH 值范围为 6.0~7.5。由于乳酸钠林格注射液含有钙盐,因此易与磷酸离子相混产生沉淀。

两药在体外可以配伍,属大输液配伍类型,8 h 以上可配、不发生改变或药物损失小于 10%;属针管内配伍类型,2 h 以上可配、不发生改变或药物损失小于 10%,均属于可配范围[4]。

PIVAS 药师建议

维生素 C 注射液可以加入乳酸钠林格注射液中进行输注。

参考文献

[1] 关静,王健,田立茹,等.不同 pH 维生素 C 注射液制剂稳定性的影响[J].北方药学,2007,4(5):22.

[2] 刘艳芳,孙学文,杨晴.紫外分光光度法测定 Vc 含量的方法改进[J].安徽农业科学,2011,39(22):13270-13272.

实用案例 10　哌拉西林钠他唑巴坦钠不同配比 4∶1 和 8∶1 有什么不同点？

案例来源

临床医师询问，哌拉西林钠他唑巴坦钠不同配比 4∶1 和 8∶1 有什么不同？

案例类型

☑临床用药指导　□患者用药指导　□PIVAS 不合理医嘱反馈　□PIVAS 实际工作中发现　□PIVAS 质量检查

案例信息（发生相关环节）

□医嘱审核　□批次分配　□标签打印　□摆药　□传药入仓　□调配
□成品核对　☑临床用药

案例分析

哌拉西林为半合成广谱青霉素，通过与青霉素结合蛋白（PBPs）结合而抑制细菌细胞壁的合成，导致细胞壁异常、细胞形状瓦解及细胞分裂受抑制[1]。对铜绿假单胞菌、大肠埃希菌、变形菌属、肺炎克雷伯菌、淋球菌、非产 β-内酰胺酶的沙门菌属、志贺菌属、脆弱拟杆菌、肠球菌属均比较敏感，但其抗菌效果依赖于哌拉西林与靶蛋白的亲和力，以及对 β-内酰胺酶降解的稳定性。他唑巴坦为广谱强效不可逆竞争性 β-内酰胺酶强力抑制剂，通过抑制细菌产生的 β-内酰胺酶，防止 β-内酰胺酶抗菌药物被水解，扩展了哌拉西林的抗菌谱，包括许多产 β-内酰胺酶的细菌。因此两者联合应用可以增强各自的效果，取得良好的临床疗效，是目前临床研究中抑酶活性最佳的抑制剂[2]。

目前临床常用的哌拉西林钠他唑巴坦钠复方制剂有 8∶1 和 4∶1 两种配比，

说明书提示,这两种配比区别主要是适应症和用法用量。

(1)先从适应症来说,8:1 配比主要用于治疗下列由已检出或疑为敏感细菌所致的全身和/或局部细菌感染:①呼吸道感染;②泌尿道感染(混合感染或单一细菌感染);③腹腔内感染;④皮肤及软组织感染;⑤细菌性败血症;⑥妇科感染;⑦与氨基糖苷类药物联合用于患中性粒细胞减少症的病人的细菌感染;⑧骨与关节感染;⑨多种细菌混合感染。而 4:1 配比主要用于对本品敏感的葡萄球菌属、大肠菌属、枸橼酸菌属、克雷伯氏菌属、肠杆菌属、普罗威登斯菌属、绿脓菌属引起的败血症、复杂性膀胱炎、肾盂肾炎。由此可见 4:1 的适应症相比于 8:1 的窄。

(2)从用法用量上来说,8:1 配比用在成人与 12 岁及 12 岁以上的青少年剂量为每 8 h 给予 4.5 g,每日用药总剂量根据感染的严重程度和部位增减,剂量范围可每 6 h、8 h 或 12 h 一次,剂量从一次 2.25~4.5 g。对于 9 月龄以上、体重不超过 40 千克、肾功能正常的患阑尾炎和/或腹膜炎的儿童,推荐剂量为哌拉西林 100 mg/他唑巴坦 12.5 mg/每公斤体重,每 8 h 一次。对于在 2~9 个月的儿童患者,基于药代动力学模型,推荐剂量为哌拉西林 80 mg/他唑巴坦 10 mg/每公斤体重,每 8 h 一次。而 4:1 配比用法用量为成人每天用量为 2.5~5.0 g,分 2 次静脉推注或静脉滴注。儿童每天 60~150 mg 每公斤体重,分 3~4 次静脉推注或静脉滴注。成人每天用药量不超过 5.0 g。由此可见 4:1 在用法用量上总体是偏小于 8:1 的。

文献和相关临床研究提示,8:1 和 4:1 还有不少差异。李耘[3]等在临床研究中指出哌拉西林钠他唑巴坦钠配比为 8:1 时,平均相对水解率为 31%,较哌拉西林显著降低($P<0.01$);配比为 4:1 时,平均相对水解率为 12.9%,与 4:1 相比又有非常显著的下降($P<0.01$)。由此可见,当哌拉西林钠他唑巴坦钠的比例为 4:1 时,可显著提高哌拉西林的酶稳定性,4:1 的配比优于 8:1。姜建洋[4]等的研究中,从治疗医院获得性肺炎的临床疗效、细菌学疗效、安全性与经济学效果等方面进行评价,结果显示哌拉西林钠他唑巴坦钠配比为 8:1 和 4:1 的制剂临床有效率及细菌清除率差异均无统计学意义,但不良反应发生率和日均治疗费用的差异均有统计学意义,表明配比为 4:1 的制剂治疗医院获得性肺炎用药剂量更小,不良反应发生率更低,安全性更高,日均治疗费用更低,更符合用药经济学原理。徐安林[5]等的研究也表明 4:1 的配比能更快地逆转症状,防止感染蔓延,减轻患者痛苦,缩短住院时间,节省费用。总体来说,不同配比的哌拉西林钠他唑巴坦钠,抗感染的临床疗效和安全性都较好,不良反应也较少,两者均值得作为临床治疗细菌性感染的一线用药[6]。

PIVAS 药师建议

　　目前临床常用的哌拉西林钠他唑巴坦钠复方制剂有 8:1 和 4:1 两种配比，虽通用名一样，但从配比到理化性质的差异化，再到两者的适应症和用法用量亦不相同。医师在开具医嘱时不宜察觉。这只有通过审方药师的不断分析总结，广泛了解不同配比之间的差异，才能更好地服务于临床，为医师提供恰当的优化建议。

参考文献

[1] 彭华,孙迎娟,王洪梅,等.重症监护病房感染病原菌分布及体外耐药性监测[J].中华医院感染学杂志,2008,18(11):1537-1539.

[2] Johnson CA, Kelloway JS, Tonelli A, et al. Single-does pharmackinetics of piperacillin and Tazobactam in patients with renal disease[J]. Clin Pharmacol Ther, 1992, 51 (1):32-41.

[3] 李耘,郝凤兰,李家泰.不同配比哌拉西林、他唑巴坦对 β-内酰胺酶稳定性与抑酶增效作用研究[J].中国临床药理学杂志,1998(2):50-57.

[4] 姜建洋,田明庆,陆芳.不同配比的哌拉西林/他唑巴坦治疗医院获得性肺炎疗效观察[J].中华医院感染学杂志,2012,22(9):1897-1899.

[5] 徐安林,刘忠.不同配比的哌拉西林-他唑巴坦治疗老年性社区获得性肺炎的疗效对比[J].医学信息,2018,31(15):129-131,134.

[6] 岳原,袁海玲.哌拉西林/他唑巴坦复方制剂临床应用研究进展[J].中国医院用药评价与分析,2013,13(10):954-955.

实用案例 11 维生素 K_1 用于上呼吸道感染

案例来源

患儿诊断上呼吸道感染,医嘱开具维生素 K_1,药师审核医嘱时,发现用药与临床诊断不符,是否存在用药不适宜。

案例类型

□临床用药指导 □患者用药指导 □PIVAS 不合理医嘱反馈 ☑PIVAS 实际工作中发现 □PIVAS 质量检查

案例信息(发生相关环节)

☑医嘱审核 □批次分配 □标签打印 □摆药 □传药入仓 □调配 □成品核对 □临床用药

案例分析

呼吸科患儿,诊断为上呼吸道感染,医嘱使用了维生素 K_1,PIVAS 药师将此医嘱认定为不合理医嘱,查看患儿病程记录,描述患儿剧烈咳嗽,但未有出血症状,使用维生素 K_1 止咳。

维生素 K_1 是一种脂溶性维生素,它的生理作用主要是参与肝脏凝血因子 II、VI、IX、X 的合成,促进纤维蛋白原转变为纤维蛋白,因而常在临床上用于止血。近年来,有临床观察发现维生素 K_1 还可直接作用于各种平滑肌,解除平滑肌痉挛,增加肠蠕动和分泌功能,增加胆总管括约肌的张力,另外对某些类型的绞痛有明显的镇痛作用。还有研究[1-2]证实维生素 K_1 可用于治疗痉挛性咳嗽,主要药理是缓解支气管平滑肌痉挛。目前研究认为主要是 β 受体阻滞引起支气管平滑肌的痉挛。

正常生理情况下,支气管平滑肌细胞膜上的 β 受体腺苷酸环化酶在受到 Mg^{2+}、Ca^{2+} 激活时可将细胞内的 ATP 转化为 cAMP,cAMP 可对缓激肽及组胺等物质起到有效的抑制作用,从而舒张支气管平滑肌,能保持呼吸道通畅。但在慢性支气管炎患者中,由于受众多炎症因子和多种因素的影响,支气管平滑肌细胞膜上的 β 受体腺苷酸环化酶容易失活而引起 β 受体阻滞导致支气管平滑肌痉挛。目前有多项研究表明维生素 K_1 可以促使细胞内 cAMP 的合成,使 cAMP/cGMP 比值升高,从而达到舒张支气管平滑肌的药理作用。同时,维生素 K_1 在肝脏内能减缓肾上腺皮质激素的分解,从而抑制咳嗽中枢,达到镇静、止咳、平喘的效果。此外,另有研究表明维生素 K_1 能帮助减轻缺氧症状,改善呼吸道的微循环,同时减轻呼吸道黏膜充血、水肿,并兴奋呼吸中枢而增加肺泡通气量;有报道显示维生素 K_1 还能清除氧自由基及起着类激素抗感染作用,减轻呼吸道黏膜炎症及渗出,从而有止咳、平喘的效果。维生素 K_1 另外还能扩张小动、静脉,减轻肺部微循环阻力,降低心脏负荷,这些效果都有利于慢性支气管炎的恢复。

PIVAS 药师建议

文献及相关资料显示维生素 K_1 确实有止咳作用,但其常规用法以及说明书提示维生素 K_1 主要用于维生素 K 缺乏引起的出血以及长期使用抗生素所致的体内维生素 K 缺乏。所以药师在审方时,遇到诊断仅为上呼吸道感染伴有咳嗽症状时,仍建议与医生沟通确认是否使用维生素 K_1。另外,该药用于止咳时的剂量没有明确的标准,所以要特别注意其不良反应,曾有快速静脉注射致死的报道,故应缓慢输注并且做好避光措施。

参考文献

[1] 黎达均.维生素 K_1 佐治毛细支气管炎疗效观察[J].国际医药卫生导报,2004(16):118.

[2] 何学坤,何莲.酚妥拉明和维生素 K_1 治疗小儿毛细支气管炎疗效观察[J].右江医学,2005(4):399.

实用案例 12　早产儿输注肠外营养液时，外周输注渗透压是否可超过 900 mOsm/L?

案例来源

根据中华医学会肠外肠内营养学分会药学协作组《规范肠外营养液配制》和广东省药学会《肠外营养临床药学共识》(第二版)的标准,一般情况下,肠外营养液外周输注渗透压不应超过 900 mOsm/L,对于早产儿或低出生体重患儿,营养需求较高,但由于患儿体重低,液体使用量有限,因此肠外营养液渗透压普遍偏高。医生询问,对于早产儿这种特殊群体,血管情况较差,在没有中心静脉置管的情况下使用高渗透压溶液是否可行?

案例类型

□临床用药指导　□患者用药指导　□PIVAS 不合理医嘱反馈　☑PIVAS 实际工作中发现　□PIVAS 质量检查

案例信息(发生相关环节)

☑医嘱审核　□批次分配　□标签打印　□摆药　□传药入仓　□调配　□成品核对　□临床用药

案例分析

新生儿有较多早产儿及低出生体重患儿,当新生儿不能耐受经肠道喂养时,完全或部分由静脉供给热量、液体、蛋白质、碳水化合物、脂肪、维生素和矿物质等来满足机体代谢及生长发育需要的营养支持方式就是新生儿肠外营养支持。肠外营养液的基本成分包括氨基酸、脂肪乳剂、碳水化合物、维生素、电解质、微量元素和水。肠外营养支持途径的选择主要取决于患儿的营养需求量以及预期的持续时间,还应考虑患儿的个体状况(血管条件、凝血功能等)。由于新生儿血管壁较薄且脆性大,长期静脉输入营养液会导致新生儿耐受力下降,反复穿刺容易导致液体外渗、静脉炎等不良反应,给患儿带来极大痛苦甚至加重病情危及患儿生命,因此寻找科学有效的方式,在保证患儿营养供应时减少并发症在临床中具有重要的应用价值。外周静脉适用于短期(<2 周)应用,并且液体渗透压不超 900 mOsm/L,主要并发症为静脉炎。而中心静脉适用于液体渗透压高、使用时间长的情况,并发症包括血栓、栓塞、感染、异位、渗漏、心脏堵塞等。

新生儿肠外营养支持目标[1-2]:①热卡:足月儿 70~90 kcal/(kg·d),早产儿 80~100 kcal/(kg·d)。②氨基酸:应选用小儿专用氨基酸,从 1.5~2 g/(kg·d)开始,逐渐达到 3~4 g/(kg·d)。③脂肪乳:从 0.5~1 g/(kg·d)开始递增,总量不超过 3 g/(kg·d),推荐使用20%的中长链脂肪乳。④电解质:为保持内环境稳定,有一定的电解质浓度要求。⑤热氮比:蛋白质摄入过多可引起高氨基酸血症、高氨血症等,摄入不足则可能引起低蛋白血症、氮储存降低。⑥糖脂比:热量必须由糖和脂肪一起提供,适量脂肪乳可预防脂肪酸的缺乏、促进脂溶性维生素的储存。脂肪供能应占非蛋白质热卡的 30%~50%,糖脂比应达到 6:4 或 5:5。

表 12-1　新生儿不同日龄每天液体需要量[mL/(kg·d)]

出生体重/g	第 1 天	第 2 天	第 3—6 天	>7 天
<750	100~140	120~160	140~200	140~160
750~1 000	100~120	100~140	130~180	140~160
1 000~1 500	80~100	100~120	120~160	150
>1 500	60~80	80~120	120~160	150

结合新生儿的液体需要量(表 12-1)以及三大营养物质的需要量制订全肠外营养(TPN)方案,早产儿或者低出生体重的患儿由于体重低,液体需要量少,但为了追赶同龄幼儿的生长发育又需要加大营养物质的用量,这就使得制订出一个合理的营养方案难度增大[3],因此建议此类患儿应进行中心静脉置管以确保用药安全。

```
╔══════════════╗
  PIVAS 药师建议
╚══════════════╝
```

可根据患儿情况在允许范围内开足量的营养物质,但并非所有患儿可经外周至中心静脉置管成功[4],因此为了降低患儿静脉营养并发症,因尽量严格控制各项指标以及营养物质的使用,若病情需要(如血糖不可维持时),可再建立一个通道进行营养支持。

参考文献

[1] 徐银丽.早产儿及危重新生儿的肠外营养支持[J].临床医药文献电子杂志,2019,6(1):64.

[2] 蔡威,汤庆娅,冯一,等.中国新生儿营养支持临床应用指南[J].中华小儿外科杂志,2013,34(10):782-787.

[3] 王显昕.新生儿肠外营养的现状及研究进展综述[J].基层医学论坛,2017,21(4):494-495.

[4] 陆莎莎.PICC 在新生儿肠外营养中的应用[J].淮海医药,2015,33(5):518-520.

实用案例 13　左卡尼汀注射液在治疗先天性代谢缺陷所致继发性卡尼汀缺乏时，超说明书使用的用法用量以及注意事项

案例来源

在 PIVAS 医嘱审核工作中发现左卡尼汀注射液在治疗先天性代谢缺陷所致继发性卡尼汀缺乏时，超过了说明书上该药的用法用量，是否合理？是否有资料支持？

案例类型

□临床用药指导　□患者用药指导　□PIVAS 不合理医嘱反馈　☑PIVAS 实际工作中发现　□PIVAS 质量检查

案例信息（发生相关环节）

☑医嘱审核　□批次分配　□标签打印　□摆药　□传药入仓　□调配　□成品核对　□临床用药

案例分析

左卡尼汀是哺乳动物能量代谢中需要的体内天然物质，其主要功能是促进脂类代谢，它是肌肉细胞尤其是心肌细胞的主要能量来源，脑、肾等许多组织器官亦主要靠脂肪酸氧化供能；它还参与某些药物的解毒作用。大多数患者都能够内源性合成左卡尼汀，但是某些特殊群体[1]，特别是新生儿和婴幼儿、肝硬化、慢性肾病、范可尼综合征、肾小管中毒以及严重的创伤、感染、烧伤的综合征患者，合成左卡尼汀的能力下降。

左卡尼汀说明书上的用法用量：每次血透后推荐起始剂量是 10~20 mg/kg，溶

于 5~10 mL 注射水中,2~3 min 1 次静脉推注,血浆左卡尼汀波谷浓度低于正常 (40~50 μmol/L)立即开始治疗,在治疗第 3 或第 4 周时调整剂量(如在血透后 5 mg/kg)。

PIVAS 的实际审方工作中发现左卡尼汀的常用剂量为 50~100 mg/kg,还发现有患儿的最大剂量用到了 286 mg/kg。参考顾学范《临床遗传代谢病》[2]中遗传代谢、急性代谢危象,左卡尼汀会用到 100~300 mg/kg。MEDICOM 合理用药信息支持系统的相关资料显示,在先天性代谢缺陷所致继发性卡尼汀缺乏时静脉给药推荐剂量为 50 mg/kg,静脉注射 2~3 min 或静脉滴注;对严重代谢危象患者,通常先给予 50 mg/kg 负荷剂量,并于接下来的 24 h 内再静脉给予 50 mg/kg,分次使用 (每 3 h 或 4 h 1 次,频率不可低于每 6 h 1 次),后续日剂量为 50~300 mg/kg,依临床需要而定,不得超过 300 mg/kg。

PIVAS 药师建议

药师发现大剂量使用左卡尼汀注射液时,需查看患儿电子病历中的疾病诊断,诊断为先天性代谢疾病时方可使用,同时要注意大剂量使用本药可引起腹泻,合用丙戊酸使用需增加本药剂量,治疗前后应监测血浆左卡尼汀浓度。

参考文献

[1] Catherine MC,Richard AH.The Use of Carnitine in Pediatric Nutrition[J]. Nutr Clin Pract,2007,22:204-213.

[2] 顾学范.临床遗传代谢病[M].北京:人民卫生出版社,2015.

实用案例 14　部分科室要求将注射用丁二磺酸腺苷蛋氨酸的输注顺序放在 qd（一天一次）医嘱用药的最后，为什么？

案例来源

PIVAS 医嘱审核后,需要调整用药顺序。一般按照优先原则(抗生素→糖皮质激素→止血、止咳化痰类治疗药,最后使用辅助用药或营养药、碱化液等)顺序调整批次。一般将注射用丁二磺酸腺苷蛋氨酸(思美泰)放在第二批次或第三批次使用,但部分临床科室要求将思美泰放在第一次用药的最后输注,是否合理?

案例类型

□临床用药指导　□患者用药指导　□PIVAS 不合理医嘱反馈　☑PIVAS 实际工作中发现　□PIVAS 质量检查

案例信息（发生相关环节）

☑医嘱审核　□批次分配　□标签打印　□摆药　□传药入仓　□调配　□成品核对　□临床用药

案例分析

注射用丁二磺酸腺苷蛋氨酸的主要成分是腺苷蛋氨酸,常用于黄疸及肝功能异常[1-2]的患儿。PIVAS 排批次过程中,临床科室要求思美泰靠后输注,其他药品优先使用。查阅相关文献,思美泰是一种刺激性较强的药物,输注浓度较高,输注时易引起局部静脉壁的化学炎性反应,可以引起局部浅表性静脉炎,从而导致患者注射部位外周血管硬化。临床上常见局部静脉炎症状:沿静脉走向出现条索状红线,局部组织红、肿、灼热、疼痛[3]。

由于婴幼儿的血管壁薄,轻则引起局部发白肿胀,重则引起局部水疱、破溃、组织坏死。思美泰的特殊性增加了静脉输注工作的难度,降低了患儿的依从性,给长期静脉输注工作带来困难。而产品说明书上并未说明,为使长期静脉输注工作顺利进行,应给予此药相应的关注和相宜的处理。

PIVAS 药师建议

(1)医嘱审核时注意该药物不可与碱性液体或含钙离子的液体混合使用,不可与高渗溶液配伍使用。丁二磺酸腺苷蛋氨酸的配伍禁忌[4]见表 14-1。

表 14-1 丁二磺酸腺苷蛋氨酸配伍禁忌表

配伍药物名称	例数	表现形式	分析方法
奥美拉唑	4	白色浑浊	现场观察
复方氨基酸	1	白色沉淀	根据资料分析
复方甘草酸苷	1	乳白色浑浊	现场观察
阿洛西林	1	白色浑浊	根据资料分析
前列地尔	1	白色絮状物	根据资料分析
头孢哌酮舒巴坦	1	白色絮状物	现场观察
头孢匹胺	2	白色絮状物	现场观察
哌拉西林舒巴坦	2	白色絮状物	根据资料分析
万古霉素	1	白色絮状物	现场观察
法莫替丁	1	白色絮状物	根据资料分析
美洛西林钠	1	乳白色絮状物	根据资料分析
异甘草酸镁	3	白色浑浊	现场观察
头孢地嗪	2	白色浑浊	根据资料分析
夫西地酸钠	1	白色絮状物	现场观察
呋塞米	1	白色絮状物	根据资料分析

（2）排批次时靠后。

（3）注射用粉末在临用前必须用所附专用溶剂溶解。

（4）调配时使药物充分稀释，避免因局部药物高浓度引起血管刺激反应而造成损害。

（5）告知临床静脉输注时必须非常缓慢，每分钟滴速小于 60 滴，药品输注完成后再输入一定量的等渗溶液，以保护静脉；若已发生静脉炎，可抬高患肢并制动，局部用 95% 酒精或 50% 硫酸镁进行热湿敷、消炎、消肿，必要时注入少量 0.25% 盐酸普鲁卡因，以扩张血管[5-6]。

参考文献

［1］林治辉，张吉敏.思美泰治疗急性黄疸型肝炎 62 例临床分析［J］.中华临床医药杂志，2001，2（9）：47-48.

［2］周晓宇，赵蔚，朱仲建.思美泰治疗妊娠肝内胆汁淤积症疗效观察［J］.浙江临床医学，2002（1）：51-52.

［3］李曼琼，罗艳华.临床护理诊断及措施［M］.北京：人民卫生出版社，1997：124-128.

［4］张英姿.注射用丁二磺酸腺苷蛋氨酸的不良反应及配伍禁忌分析［J］.临床合理用药杂志，2021，14（19）：27，30.

［5］刘寻，朱京慈.护理学理论与实践［M］.北京：中国人口出版社，1992：186-188.

［6］慕江兵，安续宁.实用护理与新技术［M］.北京：科学技术文献出版社，1998：71-82.

实用案例 15　小肠结肠炎术后感染，使用利奈唑胺后为什么血小板下降？

案例来源

患儿，男，1 个月 21 天，坏死性小肠结肠炎行双腔造瘘术，术后患儿使用美罗培南+甲硝唑抗感染，抗感染效果差，血流动力学不稳定，出现感染性休克。患儿转入 ICU 后使用呼吸机辅助呼吸，但脱机困难，考虑可能有革兰氏阳性菌的感染，故加用利奈唑胺葡萄糖注射液。后续患儿开始出现血小板进行性下降，3 天后患儿血小板为 $68×10^9/L$，临床药师建议将利奈唑胺更换为万古霉素，换药后患儿血小板逐渐回升，使用万古霉素第 3 天后患儿血小板为 $167×10^9/L$。综上考虑，患儿出现血小板下降为利奈唑胺葡萄糖注射液造成的不良反应。

案例类型

☑临床用药指导　□患者用药指导　□PIVAS 不合理医嘱反馈　□PIVAS 实际工作中发现　□PIVAS 质量检查

案例信息（发生相关环节）

□医嘱审核　□批次分配　□标签打印　□摆药　□传药入仓　□调配　□成品核对　☑临床用药

案例分析

脓毒性休克（Septic Shock）是指脓毒症诱导的组织低灌注和心血管功能障碍。根据儿童脓毒性休克（感染性休克）诊治专家共识[1]，诊断脓毒性休克后的 1 h 内应静脉使用有效抗微生物制剂。需依据流行病学和地方病原流行特点选择覆盖所有疑似病原微生物的经验性药物治疗。尽可能在应用抗生素前获取血培养（外周、中央或深静脉置管处各 1 份)或其他感染源培养(如尿、脑脊液、呼吸道分泌物、伤口、其他体液等),但也不能因获取感染源培养困难而延误抗生素治疗。降钙素原(PCT)、C 反应蛋白(CRP)动态检测有助于指导用药。因此患儿加用利奈唑胺(linezolid,LZD)时考虑所选抗菌药物未覆盖阳性菌,该用药方案是合理的。

对该不良反应关联性评价,患者加用利奈唑胺后开始出现血小板下降,用药与不良反应的发生时间上是有相关性的;此外,利奈唑胺的药品说明书也提到有可能会造成血液和淋巴系统异常,该反应符合该药已知的不良反应,停药后血小板逐渐回升,因此该不良反应评价为很可能。

利奈唑胺为恶唑烷酮类抗菌药物,通过抑制细菌蛋白质合成发挥抗菌作用。利奈唑胺对金黄色葡萄球菌(包括 MRAS)、凝固酶阴性葡萄球菌(包括 MRCNS)、肠球菌属(包括 VRE)、肺炎链球菌(包括青霉素耐药株)、草绿色链球菌均具有良好抗菌作用。临床主要用于甲氧西林耐药葡萄球菌属、肠球菌属等多重耐药革兰氏阳性菌感染。有文献[2]提出血小板减少症(Linezolid-induced Thrombocytopenia,LIT)的发病机制可分为两类:非免疫介导增加血小板消除或抑制血小板生成[3];免疫介导增加血小板消除[4-5]。发生血小板减少不良反应的风险因素主要有:①长期用药[6],LZD 治疗超过 14 d 是 LIT 的重要预测因子。②肾功能不全,有文献[7]报道肾功能不全患者 LIT 的发生率较高。此外,有回顾性病例对照研究显示[3],当肾功能不全患者接受 LZD 治疗 2 周以上时,发生 LIT 的风险较肾功能正常组有所增加。③基线时低血小板计数,有报道[8-9]显示基线时低血小板计数是 LIT 的风险因素。④超量用药。⑤此外,低体质量[9]、肝功能受损[10]、高龄[11]、血液透析[12]也是 LIT 的重要风险因素。LIT 的发生往往会导致 LZD 停药。

PIVAS 药师建议

对于病情危重复杂的患者,药物在选择时应考虑其重要性与考究性。患者出现感染性休克,应结合抗菌谱和患者情况选用合适的抗生素,并在不同的阶段作出相应调整。为了规避 LZD 的不良结果,识别患者的相关风险因素至关重要,药师建议用药前应先进行评估和风险筛查,一旦出现血小板进行性下降时暂停使用 LZD,以排除可能会造成的不良反应。

参考文献

[1] 中华医学会儿科学分会急救学组,中华医学会急诊医学分会儿科学组,中国医

师协会儿童重症医师分会.儿童脓毒性休克(感染性休克)诊治专家共识(2015年版)[J].中国小儿急救医学,2015,22(11):739-743.

[2] 钟玲,邵华,陈燕,等.利奈唑胺诱导血小板减少症的研究进展[J].中国临床药理学与治疗学,2018,23(10):1196-1200.

[3] Sasaki T, Takane H, Ogawa K, et al. Population pharmacokinetic and pharmacodynamic analysis of linezolid and a hematologic side effect, thrombocytopenia, in Japanese patients[J]. Antimicrob Agents Chemother, 2011, 55 (5):1867-1873.

[4] Bernstein WB, Trotta RF, Rector JT, et al. Mechanisms for linezolid-induced anemia and thrombocytopenia[J]. Ann Pharmacother, 2003, 37 (4):517-520.

[5] Pascoalinho D, Vilas MJ, Coelho L, et al. Linezolidrelated immune-mediated severe thrombocytopenia[J]. Int J Antimicrob Agents, 2011, 37 (1):88-89.

[6] Bir mingham MC, Rayner CR, Meagher AK, et al. Linezolid for the treatment of multidrug-resistant, gram-positive infections: experience from a compassionateuse program[J]. Clin Infect Dis, 2003, 36 (2):159-168.

[7] Wu HJ, Wen CH, Jang YT, et al. DI-056 Linezolid induced thrombocytopenia in a patient with renal insufficiency: A case report and a retrospective case study[J]. Eur J Hosp Pharm Sci Pract. 2016, 23 (Suppl1): A142. 2-A143.

[8] Niwa T, Watanabe T, Suzuki A, et al. Reduction of linezolid-associated thrombocytopenia by the dose adjustment based on the risk factors such as basal platelet count and body weight[J]. Diagn Microbiol Infect Dis, 2014, 79 (1): 93-97.

[9] Jia LI, Fan YH, Liao LW, et al. Risk factors for linezolid-associated thrombocytopenia in critically ill adult patients[J]. Chin J Hosp Pharm, 2016.

[10] Rabon A, Fisher J, Mazur J, et al. Incidence and risk factors for linezolid-associated thrombocytopenia in critically ill patients[J]. Critical Care Medicine, 2018, 46:319.

[11] Zhang YM, Yu W, Zhou N, et al. High frequency of thrombocytopenia in patients with acute-on-chronic liver failure treated with linezolid [J]. Hepatobiliary Pancreat Dis Int, 2015, 14 (3):287-292.

[12] Hanai Y, Matsuo K, Ogawa M, et al. A retrospective study of the risk factors for linezolid-induced thrombocytopenia and anemia[J]. J Infect Chemother, 2016, 22 (8):536-542.

实用案例 16 长春新碱与环磷酰胺联用时的输注顺序

案例来源

抗肿瘤治疗方案中,有很多方案涉及联合使用长春新碱与环磷酰胺,这两种药的输注有顺序要求吗?

案例类型

☑临床用药指导 □患者用药指导 □PIVAS 不合理医嘱反馈 □PIVAS 实际工作中发现 □PIVAS 质量检查

案例信息(发生相关环节)

□医嘱审核 □批次分配 □标签打印 □摆药 □传药入仓 □调配 □成品核对 ☑临床用药

案例分析

为提升肿瘤的治疗效果,临床上多采用两种或两种以上药物联合的化疗方案。药师在临床工作中发现使用含长春新碱和环磷酰胺化疗方案时,护士大部分是先将长春新碱推注后立即使用环磷酰胺,或者在输注环磷酰胺期间推入长春新碱。相关文献[1-2]提示长春新碱属于周期特异性药物(M 期),具有同步化的作用,使细胞停滞在 M 期,6~8 h 后同步进入 G1 期,而环磷酰胺对 G1 期的细胞杀伤作用最强;另外,长春新碱可减少环磷酰胺从细胞外流。所以,应先用长春新碱,6~8 h 后再用环磷酰胺。

PIVAS 药师建议

临床医生开具化疗药的时间相对较晚,护士在实际操作中若先使用长春新碱,间隔 6~8 h 再用环磷酰胺,往往导致患儿化疗药输注完毕的时间是在夜间,容易影响患儿睡眠,同时在夜间输注化疗药,潜在风险增高。这些因素导致患儿接受度低。PIVAS 建议临床医生确定化疗方案后,如需间隔 6~8 h 则在长春新碱后备注"1",环磷酰胺后备注"2",次日执行化疗方案。PIVAS 药师可根据临床要求调整批次配置,长春新碱在次日早晨化疗药第一次批次配置,环磷酰胺在化疗药第二次批次配置,这样既满足化疗药物的治疗效果,同时规避夜间化疗药输液的风险。

参考文献

[1] 王程程,彭媛,陈芙蓉,等.肿瘤联合化疗与用药顺序[J].中国药房,2013,24(26):2470-2472.

[2] 郭江宁,张鹏.静脉药物配置中心抗肿瘤药物不合理使用问题与分析[J].临床合理用药杂志,2014,7(5):3-4.

实用案例 17 硫酸阿米卡星的超说明书用药

案例来源

医嘱审核时,发现硫酸阿米卡星的剂量达到了 30 mg/(kg·d),这种超说明书用药合理吗? 临床使用时应注意什么?

案例类型

☑临床用药指导 □患者用药指导 □PIVAS 不合理医嘱反馈 □PIVAS 实际工作中发现 □PIVAS 质量检查

案例信息(发生相关环节)

☑医嘱审核 □批次分配 □标签打印 □摆药 □传药入仓 □调配
□成品核对 ☑临床用药

案例分析

阿米卡星(Amikacin)为氨基糖苷类抗生素,对多数肠杆菌科细菌抗菌活性较好,对铜绿假单胞菌、不动杆菌属、葡萄球菌属中甲氧西林敏感株亦有抗菌活性,但对链球菌属及肠球菌属抗菌活性较差,对厌氧菌无效。阿米卡星通过不可逆地与30S 核糖体相结合,从而抑制敏感菌的蛋白质合成。硫酸阿米卡星可抑制抗结核分枝杆菌(Mycobacterium, tuberculosis, MTB)的蛋白质合成,对 MTB 具有强大的抗菌作用。对链霉素耐药的 MTB 对硫酸阿米卡星可能敏感,主要用于对硫酸阿米卡星敏感的复治、耐药结核病的治疗[1-7]。在 2011 年[1]和 2014 年[2]的世界卫生组织(WHO)《耐药结核病治疗指南》以及我国的《耐药结核病化学治疗指南》[4]中,均将阿米卡星列为治疗耐药结核病的主要药物。2016 年 WHO 将其归为治疗耐多药结核病(multidrug-resistant tuberculosis, MDR-TB)的核心药物[3],并作为 MDR-TB

短程治疗方案中的基本药物[3,6]。

根据《抗结核药物超说明书用药专家共识》[8],儿童使用阿米卡星的超适应症有:多耐药结核病(poly-drug resistant tuberculosis,PDR-TB)、利福平耐药结核病(rifampicin-resistant tuberculosis,RR-TB)、MDR-TB、广泛耐药结核病(extensively drug-resistant tuberculosis,XDR-TB)[1-5]等。其用法用量为:强化期、TBM 时,15 ~ 30 mg/kg,1 次/d,一般不超过 0.8 g/d,肌内注射或静脉滴注。强化期一般使用 2 ~ 3 个月。阿米卡星还可雾化吸入、气管内给药、空洞内给药。

PIVAS 药师建议

儿童对氨基糖苷类过敏者禁用阿米卡星。阿米卡星可以治疗儿童的 PDR-TB、RR-TB、MDR-TB、XDR-TB。其用法用量为:强化期为剂量 15~30 mg/kg,1 次/d,一般不超过 0.8 g/d。儿童长期使用时需要定期复查尿常规和肾功能,并监测听力。轻中度肾功能减退的患儿应根据肌酐清除率调整用药剂量,局部用药应与全身用药保持一致,否则不能达到有效的治疗剂量。

参考文献

[1] World Health Organization. Guidelines for the programmatic management of drug-resistant tuberculosis 2011 update. WHO/HTM/TB/2011.6[J]. Geneva:World Health Organization,2011.

[2] World Health Organization. Companion handbook to the WHO guidelines for the programmatic management of drug-resistant tuberculosis. WHO/HTM/TB/2014.11[J].Geneva:World Health Organization,2014.

[3] World Health Organization. Treatment guidelines for drug-resistant tuberculosis. 2016 update. WHO/HTM/TB/2016.04 [J]. Geneva:World Health Organization,2016.

[4] 中国防痨协会.耐药结核病化学治疗指南(2015)[J].中国防痨杂志,2015,37(5):421-469.

[5] 中华医学会.临床诊疗指南(结核病分册)[M].北京:人民卫生出版社,2005.

[6] Sotgiu G, Tiberi S, D'Ambrosio L, et al. WHO recommendations on shorter treatment of multidrug-resistant tuberculosis[J]. The Lancet, 2016,387(1037):

2486-2487.

［7］Davis A，Meintjes G，Wilkinson RJ. Treatment of tuberculous meningitis and its complications in adults［J］. Curr Treat Options Neurol，2018，20(3):5.

［8］中华医学会结核病学分会,抗结核药物超说明书用法专家共识编写组.抗结核药物超说明书用法专家共识[J].中华结核和呼吸杂志,2018,41(6):448-449.

实用案例 18 维生素 C 与维生素 K 可以一起输注吗？

案例来源

医嘱审核时,发现维生素 C 与维生素 K 配伍使用,这种输注方式合理吗?

案例类型

□临床用药指导 □患者用药指导 ☑PIVAS 不合理医嘱反馈 □PIVAS 实际工作中发现 □PIVAS 质量检查

案例信息(发生相关环节)

☑医嘱审核 □批次分配 □标签打印 □摆药 ☑传药入仓 □调配 □成品核对 □临床用药

案例分析

维生素 K_1 注射液为临床上常用的促凝血药物。维生素 C 即抗坏血酸,在体内可与脱氢抗坏血酸形成可逆的氧化还原系统,该系统在生物体氧化、还原和细胞呼吸中起重要作用,参与氨基酸代谢、神经递质的合成、胶原蛋白和组织细胞间质的合成;可降低毛细血管的通透性,加速血液凝固,刺激凝血功能,促进铁在肠内的吸收,促使血脂下降,增加机体对感染的抵抗力,参与解毒功能,并有抗组胺及阻止致癌物质(亚硝胺)生成的作用。

维生素 K_1 说明书中明确指出本品与维生素 C 混合易出现浑浊。而维生素 C 说明书中指出,"与维生素 K_3 配伍,因后者有氧化性,可产生氧化还原反应,使两者疗效减弱或消失",而维生素 K_1 与维生素 K_3 均为醌类化合物,具氧化性,与还原性的药物维生素 C 起化学反应[1]。实验结果显示[2],维生素 C 与维生素 K_1 配伍时,溶液的稳定性较差,溶液的外观、pH 及维生素 K_1 的含量都有不同程度的变化,二者存在配伍禁忌。故维生素 C 不宜与维生素 K_1 同时输注。

PIVAS 药师建议

维生素 C 和维生素 K_1 存在配伍禁忌,不要同时使用。在两者进行序贯输注时,必须在两种药物之间使用生理盐水充分冲管[3],以免药物因直接作用而发生浑浊、沉淀。在临床工作中,维生素 C 常常和许多其他药物进行合用[4],为了保障患儿的用药安全,尤其要注意类似的配伍问题[5]。

参考文献

[1] 张瑛,习丹,赖小平.维生素 K_1 与维生素 C 等药物配伍的稳定性研究[J].药品评价,2005(5):52-53,56.

[2] 张念森,冯萍,胡小梅,等.维生素 C 注射液与两种注射液配伍的稳定性考察[J].北方药学,2014,11(9):17-18.

[3] 钟华荪.静脉输液治疗护理学[M].北京:人民军医出版社,2007.

[4] 宋加荣,李青.维生素 C 注射液临床静脉输液常见配伍液含量测定[J].山西职工医学院学报,2018,28(4):26-28.

[5] 焦万田.新编简明药物手册[M].3 版.北京:人民军医出版社,2003:397-398.

实用案例 19 盐酸多巴胺注射液稀释时有无溶媒要求？

案例来源

盐酸多巴胺注射液说明书上只注明应将本品加入 5% 葡萄糖注射液 200～300 mL 静滴，是否可以使用其他溶媒稀释？

案例类型

☑临床用药指导 □患者用药指导 □PIVAS 不合理医嘱反馈 □PIVAS 实际工作中发现 □PIVAS 质量检查

案例信息（发生相关环节）

□医嘱审核 □批次分配 □标签打印 □摆药 □传药入仓 □调配 □成品核对 ☑临床用药

案例分析

重症医学科（ICU）护士来电询问配置盐酸多巴胺注射液能否用 0.9% 氯化钠注射液稀释，并表明 ICU 要求只能用 5% 葡萄糖注射液稀释。查看盐酸多巴胺注射液说明书，其中举例 20 mg 加入 5% 葡萄糖注射液 200～300 mL 静滴，并未明确说明不能用 0.9% 氯化钠注射液稀释。查询相关文献，郑英[1]等在《多巴胺在两种注射液中的稳定性》一文中指出，多巴胺在 0.9% 氯化钠注射液和 5% 葡萄糖注射液输液过程中 4 h（从配液准备到滴注完毕）内 pH 及含量均无变化。《马丁代尔药物大典》[2]提示多巴胺在碱性溶液中失活，如 5% 碳酸氢钠溶液，并与碱性药物[3]不相容，提示该药在酸性环境下更稳定。

PIVAS 药师建议

《马丁代尔药物大典》规定盐酸多巴胺注射液 pH 在 3.0~4.5 之间，0.9%氯化钠注射液 pH 在 4.5~7.0 之间，5%葡萄糖注射液 pH 在 3.2~6.5 之间。在 4 h 内（从配液准备到滴注完毕）对于选用 0.9%氯化钠注射液或 5%葡萄糖注射液稀释无特殊要求，若从配置到滴注完毕时间超过 4 h，建议选用 5%葡萄糖注射液稀释，盐酸多巴胺注射液在酸性环境下更加安全稳定。

参考文献

[1] 郑英,程应全,杨苑健.多巴胺在两种注射液中的稳定性[J].数理医药学杂志, 2001,14(5):433-434.

[2] 希恩·C.斯威曼. 马丁代尔药物大典(原著第 37 版)[M].李大魁,金有豫,汤光,等译. 北京:化学工业出版社,2014.

[3] Chiu MF, Schwartz ML. Visual compatibility of injectable drugs used in the intensive care unit[J]. AM J Health-Syst Pharm,1997,54(1):64-65.

实用案例 20　甲强龙用于急性脊髓损伤时的用法用量以及注意事项

案例来源

　　医嘱审核时,神外病房临时医嘱开了两组大剂量的甲强龙,药师医嘱审核时与临床医生沟通,医生反馈该患儿因为急性脊髓损伤,需要使用大剂量甲强龙冲击疗法。甲强龙用于急性脊髓损伤时的用法用量以及注意事项是什么?

案例类型

　　☑临床用药指导　□患者用药指导　□PIVAS 不合理医嘱反馈　□PIVAS 实际工作中发现　□PIVAS 质量检查

案例信息(发生相关环节)

　　☑医嘱审核　□批次分配　□标签打印　□摆药　□传药入仓　□调配
□成品核对　□临床用药

案例分析

　　急性脊髓损伤一般多指损伤暴力直接作用于脊柱,造成脊柱损伤继而累及脊髓引起的脊髓神经损伤。甲强龙冲击疗法是全世界公认的治疗早期脊髓损伤的有效方案[1],伤后 8 h 内大剂量甲强龙冲击疗法已成为脊髓损伤患者的标准处置方法,可以减轻脊髓的继发性损伤。对于损伤在 3 h 内治疗的患者,初始剂量为 30 mg/kg,15 min 内静脉注射;大剂量注射后暂停 45 min,随后以 5.4 mg/(kg·h) 的速度持续静脉注射 23 h。对于损伤在 3~8 h 内治疗的患者,初始剂量为 30 mg/kg,15 min 钟内静脉注射;大剂量注射后暂停 45 min,随后以 5.4 mg/(kg·h)的速度持续静脉注射 47 h。仅此适应症能以此速度进行大剂量注射,且应在心电监护并能提供除颤的情况下进行。甲强龙大剂量和快速注射或静滴可致心律失常,甚至心搏骤停循环衰竭,需严密监测患者的心电图和生命体征[2]。

PIVAS 药师建议

大剂量应用甲强龙容易产生感染、消化道溃疡、高血糖等不良反应[3],治疗过程中需要严密监测患者的各项生命体征,加强护患沟通,确保甲强龙冲击疗法的安全性和有效性[4-5]。调配时注意剂量的准确性。建议在应用甲强龙前 30 min 静脉注射洛赛克 40 mg,第 2 天和第 3 天再分别注射 40 mg,预防应激性溃疡的发生[6]。

参考文献

[1] 邓风君,杨迎暴,徐江平.脊髓损伤治疗药物的研究进展[J].中国药理学通报, 2009,25(2):147-150.

[2] 叶青,汪秀红.综合护理干预在急性脊髓损伤甲强龙冲击治疗中的效果观察 [J].贵州医药,2018,42(3):382-383.

[3] 黄丽华.急性颈脊髓损伤应用甲强龙冲击治疗的护理体会[J].内蒙古中医药, 2011,30(10):151-152.

[4] 李佩霞,吴瑞萍,梁彩金,等.护理干预甲强龙冲击疗法治疗急性脊髓损伤中的应用[J].中国实用医药,2010,5(23):229-230.

[5] 孙其凤.甲强龙冲击治疗急性脊髓损伤的护理[J].中外医疗,2009,28 (16):166.

[6] 李迎霞,宣治月.大剂量甲强龙冲击治疗急性颈脊髓损伤的观察和护理[J].医学理论与实践,2007,20(5):594-595.

实用案例 21　新生儿败血症的病原菌及
常用抗菌治疗药物

案例来源

　　新生儿患败血症进行痰培养和血培养时常发现培养出大肠埃希菌、肺炎克雷伯杆菌等主要致病菌。医师咨询 PIVAS 该如何正确使用碳青霉烯类抗菌药物。

案例类型

　　□临床用药指导　□患者用药指导　□PIVAS 不合理医嘱反馈　☑PIVAS 实际工作中发现　□PIVAS 质量检查

案例信息(发生相关环节)

　　☑医嘱审核　□批次分配　□标签打印　□摆药　□传药入仓　□调配
□成品核对　☑临床用药

案例分析

　　新生儿感染途径多,且免疫力低下,住院时间长,侵入性操作多,故常出现多部位感染。患儿一旦感染则程度重,耐药菌感染几率大,不易控制[1]。碳青霉烯类抗生素被认为是活性最强、抗菌谱最广的一类抗生素。碳青霉烯类抗菌药物是治疗耐药大肠埃希菌感染的首选药物,也是目前治疗耐药大肠埃希菌的最后一道防线[2]。大肠埃希菌对抗菌药物耐药率较低的碳青霉烯类抗生素中包括美罗培南和亚胺培南,原因是这类碳青霉烯类抗菌素具有高度的敏感性,可作为临床上首选的治疗大肠埃希菌感染的抗菌药物,尤其是合并比较严重的混合感染时[3]。

　　亚胺培南西司他丁钠(泰能)每次 15 mg/kg,用 5% 葡萄糖注射液稀释后微量泵入,持续 2 h,q12h。用药时间 5~10 d,平均 8 d[1]。美罗培南为临床治疗新生儿败血症的重要药物,其属第 2 代碳青霉烯类抗生素,对败血症病原菌抗菌活性较高,且对 β 内酰胺酶具有高度稳定性[4]。美罗培南治疗,每次 20 mg/kg,每天 2~3 次,治疗 3~4 周。新生儿败血症分离出的细菌种类及构成比[5]见表 21-1。

表 21-1 新生儿败血症分离出的细菌种类及构成比

革兰氏阴性菌	株数构成比[n(%)]	革兰氏阳性菌	株数构成比[n(%)]
肺炎克雷伯菌	37(29.37)	表皮葡萄球菌	18(14.29)
大肠埃希菌	20(15.87)	金黄色葡萄球菌	12(9.52)
鲍曼不动杆菌	6(4.76)	粪肠球菌	10(7.94)
铜绿假单胞菌	5(3.97)	溶血葡萄球菌	3(2.38)
阴沟肠杆菌	4(3.17)	肺链球菌	2(1.59)
产气肠杆菌	2(1.59)	产单核细胞李斯特菌	2(1.59)
		人葡萄球菌	1(0.79)
合计	74(58.73)	合计	48(38.10)

PIVAS 药师建议

新生儿败血症进行痰培养和血培养时常发现大肠埃希菌,可首选碳青霉烯类抗菌药物,其主要药物有亚胺培南西司他丁钠(泰能):每次 15 mg/kg,用 5% 葡萄糖注射液稀释后微量泵入,持续 2 h,q12h,用药时间 5~10 d,平均 8 d;美罗培南:每次 20 mg/kg,每天 2~3 次,治疗 3~4 周。

参考文献

[1] 王艳荣,张艳波.泰能治疗新生儿重症感染的不良反应[J].宁夏医科大学学报,2010,32(9):1017-1018.

[2] 谢朝云,蒙桂鸾,李耀福,等.耐碳青霉烯类大肠埃希菌医院感染特征及危险因素分析[J].西北国防医学杂志,2020,41(1):42-47.

［3］汤晶.大肠埃希菌感染临床分布及耐药性分析［J］.中国卫生标准管理,2017,8(5):137-139.

［4］韩雪.大剂量丙种球蛋白联合美罗培南治疗41例新生儿败血症患儿的疗效分析［J］.中国疗养医学,2018,27(11):1144-1145.

［5］胡会.126例新生儿败血症的病原菌分布特点及耐药情况分析［J］.医学理论与实践,2020,33(2):297-298,300.

实用案例 22　小剂量地塞米松治疗新生儿支气管肺发育不良的用法用量

案例来源

　　PIVAS 审方人员在审方时遇到新生儿病房医生开具的医嘱为地塞米松注射液 0.4 mg，qd。药师医嘱审核时与临床医生沟通，医生反馈该患儿体重 2.7 kg，诊断为支气管肺发育不良（BPD），予以小剂量激素治疗，第一天 0.15 mg/kg，qd；使用 3 d 后剂量调整为 0.1 mg/kg，qd；再使用 3 d 后剂量调整为 0.05 mg/kg，qd。为什么患有 BPD 的患儿地塞米松需逐渐减量使用？

案例类型

　　☐临床用药指导　☐患者用药指导　☐PIVAS 不合理医嘱反馈　☑PIVAS 实际工作中发现　☐PIVAS 质量检查

案例信息（发生相关环节）

　　☑医嘱审核　☐批次分配　☐标签打印　☐摆药　☐传药入仓　☐调配　☐成品核对　☐临床用药

案例分析

　　支气管肺发育不良（BPD）又称新生儿慢性肺部疾病，是早产儿常见的并发症。其发生主要与机械通气所致的严重呼吸窘迫综合征有关，临床常辅以糖皮质激素治疗，可有效改善患儿临床症状，有助于消除支气管肺发育不良对患儿造成的危害，保证患儿的生命安全[1]。糖皮质激素不仅能够改善早产儿的临床症状，还可以降低依赖呼吸机的早产儿肺灌洗液中化学趋化细胞因子和中性粒细胞水平，其中以地塞米松最为常用[2]。地塞米松注射液为糖皮质激素，具有抗炎、抗过敏、抗风湿、免疫抑制的作用。其免疫调节作用可有效阻止炎性介质的产生,促进肺表面活性物质的合成以及释放。另外,在给予吸氧治疗的同时给予患儿地塞米松治疗可促进患儿尽快康复,有助于降低支气管肺发育不良的发生率,进而有效改善患儿预后。此外,BPD 后期主要表现为肺部纤维化,使用小剂量激素可以明显改善肺功能[3]。张娜娜[4]等的研究中,观察组患儿均采用地塞米松按时间顺序依次递减用量,具体剂量如下:0.15 mg/(kg·d)×3 d,0.1 mg/(kg·d)×3 d,0.05 mg/(kg·d)×3 d,一个疗程为 9 d。结果显示观察组患儿的吸氧时间、机械通气时间以及并发症发生率相对于对照组较低,代谢性骨病发生率、喂养耐受情况相对于对照组较高($P<0.05$)。故此得出研究结论,小剂量地塞米松治疗新生儿支气管肺发育不良的疗效良好,并发症较少,可缩短吸氧时间以及机械通气时间,值得临床推广应用。

PIVAS 药师建议

小剂量地塞米松在治疗新生儿支气管肺发育不良时具有良好的效果。地塞米松属于糖皮质激素,不良反应较多,可抑制患儿的生长和发育。在临床上如有必要,需仔细权衡患儿风险,采用小剂量,并与患儿家属充分沟通,告知远近期的副作用。治疗使用时注意监测患儿的内分泌系统、水电解质水平、胃肠道系统等指标。由于为小剂量静脉用药,故在调配时应注意药品稀释倍数,以免调配错误导致患儿用量偏大。

参考文献

[1] 詹志义.地塞米松治疗新生儿支气管肺发育不良临床研究[J].当代医学,2018, 24(17):72-74.

[2] 胡剑,俞敏,唐云,等.小剂量糖皮质激素预防早产儿支气管肺发育不良效果观察[J].山东医药,2014,54(48):48-49.

[3] 杨成敏.小剂量糖皮质激素预防早产儿支气管肺发育不良效果观察[J].中外医学研究,2017,15(12):15-16.

[4] 张娜娜,卢国琇,黄丹,等.小剂量地塞米松治疗极低体质量儿支气管肺发育不良的临床疗效[J].心血管外科杂志(电子版),2017,6(4):344-345.

实用案例 23 大剂量维生素 C 联合磷酸肌酸钠治疗小儿病毒性心肌炎、心肌损害等疾病

案例来源

感染科患儿黄某,7 个月 15 天,9.5 kg,医生开具的医嘱为磷酸肌酸钠(唯嘉能)0.5 g 和维生素 C 1.5 g,qd。说明书提示维生素 C 的儿童剂量为 0.1~0.3 g/d。该医嘱中维生素 C 的剂量是否偏大? 使用过程中有什么注意事项?

案例类型

☐临床用药指导 ☐患者用药指导 ☐PIVAS 不合理医嘱反馈 ☑PIVAS 实际工作中发现 ☐PIVAS 质量检查

案例信息(发生相关环节)

☑医嘱审核 ☐批次分配 ☐标签打印 ☐摆药 ☐传药入仓 ☐调配 ☐成品核对 ☐临床用药

案例分析

维生素 C 为水溶性维生素,可以参与氨基酸代谢、神经递质合成、胶原蛋白和组织细胞间质的合成,可降低毛细血管通透性,加速血液的凝固,刺激凝血功能,促进铁在肠内的吸收,促进血脂下降,增加对感染的抵抗力,参与解毒功能,且有抗组胺的作用及阻止致癌物质(亚硝酸)生成的作用[1]。说明书中提示:小儿每日 0.1~0.3 g,分次注射。但对儿童具体病情的用法用量显示尚不明确。

磷酸肌酸钠在肌肉收缩的能量代谢中发挥着重要作用,是心肌和骨骼肌的化学能量储备,通过抑制核苷酸分解酶而保持细胞内腺嘌呤核苷酸的水平,抑制缺血心肌部位的磷脂降解从而起到保护心肌功能的作用[2]。说明书提示该药静脉滴

注,每次 1 g,每日 1~2 次,在 30~45 min 内静滴。而对儿童的用法用量无具体说明。

病毒性心肌炎为常见的儿科疾病,目前的临床治疗主要是免疫反应抑制、营养心肌细胞、抗病毒、吸氧等。心肌因出现缺血缺氧、炎症而生成大量氧自由基,若机体不能将氧自由基及时清除,会引发心肌损害甚至导致坏死[3]。维生素 C 是抗氧化剂,除了可以清除自由基,也可以在一定程度上调节心肌营养代谢,促进心肌功能恢复,从而防止心肌营养损害,减少临床症状[4-5]。磷酸肌酸钠为临床常用的能量缓冲药,不仅能够提高心肌细胞的存活率,还能够在一定程度上改善心肌细胞的收缩能力,从而改善临床症状[3]。此外,李莹莹[6]、陈爱莲[7]也通过研究提出大剂量维生素 C 联合磷酸肌酸钠可以有效改善病毒性心肌炎患儿的心肌酶指标,降低血肌钙 T 蛋白水平,且用药安全,临床应用价值显著。

PIVAS 药师建议

通过查阅文献发现大剂量维生素 C 联合磷酸肌酸钠在治疗小儿病毒性心肌炎研究中获得了较好的治疗效果,可以缩短康复时间,值得推广。考虑该患儿为心肌炎,针对病毒性心肌炎的治疗可以使用大剂量维生素 C 调节心肌营养代谢。但从合理用药及药品监护的角度来看,维生素 C 说明书关于此药的不良反应中有明确提到,长期应用大剂量维生素 C 偶可引起尿酸盐、半胱氨酸盐或草酸盐结石,每日 2~3 g 长期应用可引起停药后坏血病,并且大剂量维生素 C 可干扰抗凝药的抗凝效果。在长期大量使用后突然停药时,有可能出现坏血病症状,故宜逐渐减量停药。所以,PIVAS 建议临床在使用过程中应注意监测患儿是否有不良反应,且停药时注意逐渐减量。

参考文献

[1] 江志萍,栾丽君.维生素 C 的临床新用[J].中华实用医学,2002,4(12):94-95.

[2] 袁泉,张萍.磷酸肌酸钠联合心肌康颗粒治疗小儿病毒性心肌炎实效性分析[J].重庆医学,2016,45(10):1343-1344,1347.

[3] 吴先丽.探讨大剂量维生素 C 治疗病毒性心肌炎及新生儿窒息后心肌损害的临床效果[J].心血管病防治知识(学术版),2019,9(15):43-45.

[4] 谢颖,谭卫群,刘琼.小儿病毒性心肌炎应用磷酸肌酸钠配合大剂量维生素 C

的治疗价值分析[J].中国医药科学,2019,9(10):50-52.

[5] 郜建飞.小儿病毒性心肌炎机制研究和临床治疗分析[J].中国继续医学教育,
2016,8(28):131-132.

[6] 李莹莹.小儿病毒性心肌炎采取大剂量维生素 C 联合磷酸肌酸钠治疗的临床
分析[J].中国医学工程,2018,26(6):62-64.

[7] 陈爱莲.磷酸肌酸钠联合大剂量维生素 C 治疗小儿病毒性心肌炎患儿的疗效
[J].医疗装备,2017,30(22):128-129.

实用案例 24 一例 18-AA 导致重症急性肾功能损害引发的肝肾功能损害或有其他基础疾病的患者对氨基酸选择的思考

案例来源

肾脏病区上报了一例关于患儿使用复方氨基酸注射液(18AA-Ⅶ捷苏)导致的重症急性肾功能损害。肠外营养液中如何根据患者病情选择合适的氨基酸?

案例类型

□临床用药指导 □患者用药指导 □PIVAS 不合理医嘱反馈 ☑PIVAS 实际工作中发现 □PIVAS 质量检查

案例信息(发生相关环节)

☑医嘱审核 □批次分配 □标签打印 □摆药 □传药入仓 □调配 □成品核对 □临床用药

案例分析

氨基酸是三大营养物质之一,是肠外营养液的重要组成成分,为蛋白质、抗体、酶等合成提供原料。组成人体的蛋白质由 20 种氨基酸构成,其中 8 种必需氨基酸人体自身无法合成,必须从外源补充。常用的肠外营养液分类很多,包括复方氨基酸注射液(3AA)、复方氨基酸注射液(18AA-Ⅶ)、小儿复方氨基酸 18AA-Ⅰ注射液、小儿复方氨基酸 19AA-Ⅰ注射液、丙氨酰谷氨酰胺注射液等。

3AA 注射液由 3 种氨基酸组成,包括 L-缬氨酸、L-亮氨酸、L-异亮氨酸,均为支链氨基酸,通常用于各种原因引起的肝性脑病、重症肝炎、肝硬化等有肝性疾病患者的营养液补充。18AA 注射液是由 18 种氨基酸组成的复方氨基酸注射液,常用于健康儿童的氨基酸补充。18AA-Ⅶ注射液与18AA-Ⅰ注射液相比,两者氨基酸种类相同,但浓度和含氮量不同。19AA注射液与18AA注射液相比,19AA注射液除了多了牛磺酸,其他成分一样,但配比不同。牛磺酸是β-氨基酸,不合成蛋白质,但对肠道的脂肪吸收、肝脏功能、膜稳定及早产儿听觉视觉发育有重要作用[1]。丙氨酰谷氨酰胺注射液在体内可分解成丙氨酰胺和谷氨酸。谷氨酰胺属于非必需氨基酸,在感染、炎症、代谢应激和营养不良状态下成为条件必需氨基酸(CEAA)[2]。说明书要求必须与可配伍的氨基酸溶液或含有氨基酸的输液相混合,然后与载体溶液一起输注,不可单独使用。

　　临床使用中,疾病不同,氨基酸的品种选择和使用量也会有相应的调整。慢性肝病(包括肝硬化)伴有营养不良的患者,蛋白质推荐量为 $1.2 \sim 1.5 \, g/(kg \cdot d)$;肝性脑病Ⅲ级及Ⅳ级患者建议使用支链氨基酸;急性和亚急性肝衰竭患者的蛋白质推荐量应维持在 $0.8 \sim 1.2 \, g/(kg \cdot d)$。严重肾功能损害及有氨基酸代谢障碍的患者禁用。对于非透析慢性肾病患者,应根据肾功能损害程度来确定,蛋白质推荐量为 $0.6 \sim 0.8 \, g/(kg \cdot d)$;对血液透析患者的蛋白质推荐量为 $1.2 \, g/(kg \cdot d)$,对腹膜透析患者的蛋白质推荐量为 $1.2 \sim 1.3 \, g/(kg \cdot d)$。对急性肾衰竭患者的蛋白质推荐量为 $0.6 \sim 1.0 \, g/(kg \cdot d)$;连续肾脏替代治疗的重度代谢紊乱患者,其蛋白质最大摄入量可达 $1.7 \, g/(kg \cdot d)$。炎症性肠病活动期成人的蛋白质推荐量为 $1.2 \sim 1.5 \, g/(kg \cdot d)$,缓解期的推荐量为 $1.0 \, g/(kg \cdot d)$。急性肠衰竭患者的蛋白质推荐量为 $1.5 \, g/(kg \cdot d)$,慢性肠衰竭患者应根据个性化营养评估情况补充蛋白质。肿瘤患者的蛋白质推荐量为 $1.2 \sim 2.0 \, g/(kg \cdot d)$[2]。所有的氨基酸在输液时,速度均不宜过快,速度过快可能出现寒战、恶心、呕吐等不良反应。

PIVAS 药师建议

　　针对不同疾病,氨基酸的选择也不相同,这需引起足够的重视[3]。肾脏病区报告的患儿有肾脏基础疾病,选择氨基酸时应减量使用,减轻肾脏的代谢负担。

　　药师在医嘱审方时对营养液中氨基酸的审核:新生儿氨基酸剂量为 $3.5 \, g/kg$,最大不超过 $4 \, g/kg$[4],氨基酸建议选用含有牛磺酸的19AA注射液。肝功能损害的患儿可选择支链氨基酸(如复方氨基酸3AA)或降低氨基酸的剂量。肾功能损害的患儿可选择肾用型氨基酸或降低氨基酸的用量,以减轻肾脏的代谢负担。急性肠炎的患者使用复方氨基酸可加用丙氨酰谷氨酰胺注射液,以改善肠屏障功能,提高机体细胞及体液免疫功能[5]。

参考文献

[1] 全美盈,孙秀静.探寻新生儿氨基酸的最佳营养组成[J].中国新生儿科杂志, 2013,28(3):213-215.

[2] 广东省药学会.肠外营养临床药学共识(第二版)[J].今日药学,2017,27(5): 289-303.

[3] 高纯,李梦,韦军民,等.复方氨基酸注射液临床应用专家共识[J].肿瘤代谢与营养电子杂志,2019,2(6):183-189.

[4] Ray S. NICE guideline review: Neonatal parenteral nutrition(NG154) [J]. Arch Dis Child Educ Pract Ed, 2021, 106(5): 292-295.

[5] 周健,司继刚.丙氨酰谷氨酰胺的临床应用进展[J].中国药房,2016,27(26): 3739-3741.

第二篇　不合理医嘱用药分析

实用案例 25　阿莫西林克拉维酸钾溶媒选择

案例来源

阿莫西林克拉维酸钾是否可选择 5% 葡萄糖注射液做溶媒？

案例类型

□临床用药指导　□患者用药指导　☑PIVAS 不合理医嘱反馈　□PIVAS 实际工作中发现　□PIVAS 质量检查

案例信息（发生相关环节）

☑医嘱审核　□批次分配　□标签打印　□摆药　□传药入仓　□调配
□成品核对　□临床用药

案例分析

阿莫西林属于半合成青霉素类，是广谱 β-类酰胺类抗生素。β-酰胺环和转肽酶结合使之失活,阻断细菌细胞壁的生成,使细胞壁损失,导致细菌破裂溶解。其对革兰氏阳性菌、革兰氏阴性菌具有较强的抵抗作用,临床常用于呼吸系统、泌尿系统等感染性疾病之中,使用效果显著[1]。联合酶抑制剂克拉维酸钾抗菌作用明显增强,现已广泛应用于临床。

溶媒的 pH[2] 和电解质的不同(见表 25-1),均会影响抗生素的稳定性。由于 5%GS、10%GS、5%GNS 偏酸性,青霉素 β-内酰胺环易开环,形成青霉噻唑,再与蛋白质结合,形成主要抗原决定簇,即青霉噻唑抗原决定簇,与过敏反应有关。阿莫西林和青霉素有共同的基本母核,具有相同的过敏反应,但二者相比较,青霉素更易形成致敏的多聚物,过敏反应发生率更高。其原因是侧链酰基的 α-氨基有很强的亲核反应性,易进攻另一分子氨苄西林的 β-内酰胺环的羧基,使 β-内酰胺环开环,发生多聚合反应[3]。

表 25-1　各类溶媒的 pH 和主要成分

品名	pH	主要成分
5%葡萄糖注射液	3.2~5.5	葡萄糖、H_2O
10%葡萄糖注射液	3.2~5.5	葡萄糖、H_2O
5%葡萄糖氯化钠注射液	3.5~5.5	葡萄糖、氯化钠、H_2O
0.9%氯化钠注射液	4.5~7.0	氯化钠、H_2O
复方氯化钠注射液	4.5~7.5	氯化钠、氯化钙、氯化钾、H_2O
乳酸钠林格注射液	6.0~7.5	乳酸钠、氯化钠、氯化钙、氯化钾、H_2O
灭菌注射用水	5.0~7.0	H_2O

除了以阿莫西林为代表的青霉素类有溶媒要求外,其他很多抗生素对溶媒也有要求。这主要与溶媒的 pH、电解质有关,可能会影响抗生素的化学结构和药物的溶解度。在审方中,其他抗生素也常用 0.9%氯化钠注射液、5%葡萄糖注射液、10%葡萄糖注射液、复方电解质。通过查阅药品说明书,现将常用抗生素溶媒选择一览表整理如表 25-2 所示,供临床参考。

表 25-2 常用抗生素溶媒选择一览表

名称	0.9%NS	5%GS	10%GS	注射用水	其他溶媒
青霉素	+	−	−	−	−
阿莫西林克拉维酸钾	+	−	−	−	−
氟氯西林钠	+	+	+	−	−
磺苄西林	+	+	+	+	−
替卡西林克拉维酸钾	+	+	+	−	−
哌拉西林他唑巴坦/哌拉西林舒巴坦	+	+	−	−	−
头孢唑林	+	+	−	−	乳酸钠林格
五水头孢唑林钠	+	+	+	−	−
头孢硫脒	+	+	+	+	5%GNS
头孢替安	+	+	+	−	葡萄糖氯化钠注射液
头孢呋辛	+	+	−	−	不可用碳酸氢钠溶液溶解
头孢匹安	+	+	−	−	−
头孢他啶	+	+	+	−	葡萄糖氯化钠注射液
头孢曲松	+	+	−	−	不可与含钙溶液配伍
头孢哌酮	+	+	+	+	−
头孢唑肟钠	+	+	−	−	电解质或氨基酸注射液
头孢吡肟	+	+	−	−	−
头孢美唑	+	+	+	−	−

续表

名称	0.9%NS	5%GS	10%GS	注射用水	其他溶媒
头孢西丁	+	+	+	+	-
拉氧头孢	+	+	+	+	-
万古霉素	+	+	-	+	-
亚胺培南西司他丁钠	+	+	+	-	5% 甘露醇、10%甘露醇
美罗培南	+	+	+	-	葡萄糖氯化钠注射液
帕尼培南倍他米隆	+	+	+	-	葡萄糖氯化钠注射液
替考拉宁	+	+	-	-	5% 葡萄糖和 0.9%氯化钠注射液复方液、腹膜透析液
阿奇霉素	+	+	-	+	-
阿米卡星	+	+	-	+	-
利福平	+	+	-	-	-
左氧氟沙星	+	+	-	-	不可与含 Ca^{2+}、Fe^{2+} 等的金属离子溶液配伍
氟康唑	+	+	-	-	-
伏立康唑	+	+	-	-	-
两性霉素 B	-	+	-	-	-

注:"+"为可配伍,"-"为不可配伍。

PIVAS 药师建议

　　阿莫西林克拉维酸钾使用5%葡萄糖作溶媒属于溶媒选择不适宜[4]，应向医生解释5%葡萄糖 pH 偏酸性，β-内酰胺环开环，破坏其稳定性，不良反应尤其是过敏反应发生概率增加，建议选择 0.9%氯化钠注射液做溶媒，配置后在 25 ℃ 以下，放置不超过 3 h。将常用抗生素溶媒选择一览表反馈给临床，帮助医生合理选用抗生素溶媒。

参考文献

[1] 王德宜.阿莫西林所致不良反应及药学临床分析[J].临床医药文献电子杂志，2019,6(61):147.

[2] 陶建.常用药物溶媒对抗菌药的影响及正确选择[J].临床合理用药杂志,2014,7(24):13-14.

[3] 彭秀丽,胡光华,张竹,等.阿莫西林药理机制及临床应用探讨[J].世界最新医学信息文摘,2018,18(96):299-302.

[4] 祝璇,黄喆裕.注射用阿莫西林钠/克拉维酸钾配液稳定性研究[J].中国药业,2006,15(2):43-44.

实用案例 26　多巴胺与呋塞米是否可以配伍？

案例来源

　　模拟临床用药浓度及输液调配操作,在常温下取呋塞米 40 mg、注射用盐酸多巴胺 40 mg 加入 0.9%氯化钠注射液 100 mL,放在室温下观察。结果:5 min 时,液体为澄清透明;10 min 后药液开始变色,呈淡茶色;随时间增加,颜色越来越深（深红色）;常温下放置 24 h,肉眼可见有黑色聚合物生成。

案例类型

　　□临床用药指导　□患者用药指导　☑PIVAS 不合理医嘱反馈　□PIVAS 实际工作中发现　□PIVAS 质量检查

案例信息（发生相关环节）

　　☑医嘱审核　□批次分配　□标签打印　□摆药　□传药入仓　□调配□成品核对　□临床用药

案例分析

　　在临床上,小剂量多巴胺和呋塞米合用,称为利尿合剂。使用利尿合剂的好处是多巴胺能直接激动 β 受体和间接使交感神经末梢释放去甲肾上腺素,能够增强心肌收缩力,增加心排血量。小剂量多巴胺能扩张肾血管、肠系膜及冠状血管,从而改善肾循环,增加肾小球的滤过率,改善心、肾功能,减轻利尿剂抵抗,与呋塞米联合使用后能明显叠加呋塞米的利尿效应[1]。因此,呋塞米注射液与盐酸多巴胺注射液配伍使用广泛,临床上常联合应用于急性肾衰竭、心功能衰竭、水肿及各种原因导致的急性少尿或无尿等疾病的治疗。

　　有文献报道[2-5]二者按 10 mg/mL 浓度配伍有禁忌,可能的原因是:多巴胺是一种弱酸性物质,其分子中带有两个游离的酚羟基,易被氧化为醌类,显红色,最后形成黑色聚合物,在碱性条件下尤为明显。而呋塞米注射液呈弱碱性,与盐酸多巴胺直接混合则发生氧化反应,使盐酸多巴胺氧化形成黑色聚合物。

PIVAS 药师建议

尽管呋塞米和多巴胺配伍在药理作用上有协同作用,但是在物理化学上存在配伍禁忌。因此,二者在临床联合使用时,不能混合注射,要避免抽入同一注射器中,避免通过三通连接泵入,泵入应用时只能分别通过不同的静脉通路;注射应用时,两种药物之间应用生理盐水将原输液管冲洗干净,现配现用,避免延长配置时间,因为时间越长就越容易发生反应。最好开放两个静脉通道,或者呋塞米改变使用方法,如静脉注射、口服等,或改变给药时间,避免两种药物直接作用而产生浑浊或沉淀。

参考文献

[1] 高晓燕,刘东兴,赵洪磊.利尿合剂治疗慢性心力衰竭患者的血清 hsCRP、IL-6、BNP 水平变化及临床意义[J].山东医药,2016,56(33):68-70.

[2] 沈建平,宗希乙.306 种注射液临床配伍应用检索手册[M].北京:中国医药科技出版社,2004:72.

[3] 赵莉莉,刘振优.多巴胺注射液与呋塞米注射液配伍禁忌 1 例[J].赣南医学院学报,2013,1:91.

[4] 董莎.多巴胺和呋塞米的配伍禁忌[J].中国实用护理杂志,2011,27(4):88.

[5] 曲振宁,孙乃红.呋塞米与盐酸多巴胺存在配伍禁忌[J].护理研究,2006,20(3):751.

实用案例 27　注射用门冬氨酸鸟氨酸静脉输注时是否有浓度要求?

案例来源

医嘱审核时,发现临床在使用注射用门冬氨酸鸟氨酸时浓度较高。

案例类型

□临床用药指导　□患者用药指导　☑PIVAS 不合理医嘱反馈　□PIVAS 实际工作中发现　□PIVAS 质量检查

案例信息(发生相关环节)

☑医嘱审核　□批次分配　□标签打印　□摆药　□传药入仓　□调配　□成品核对　□临床用药

案例分析

注射用门冬氨酸鸟氨酸可提供尿素和谷氨酰胺合成的底物。谷氨酰胺是氨的解毒产物,同时也是氨的储存及运输形式;门冬氨酸参与肝细胞内核酸的合成,以利于修复被损伤的肝细胞。另外,由于门冬氨酸对肝细胞内三羧酸循环代谢过程的间接促进作用,促进了肝细胞内的能量生成,使得被损伤肝细胞的各项功能得以恢复。本品用于治疗因急、慢性肝病(如肝硬化、脂肪肝、肝炎)所致的血氨升高及治疗肝性脑病,特别适用于因肝脏疾患引起的中枢神经系统症状的解除及肝昏迷的抢救。

本品用法:急性肝炎,每天 5～10 g 静脉滴注;慢性肝炎或肝硬化,每天 10～20 g 静脉滴注(病情严重者可酌量增加,但根据目前的临床经验,每天不超过 40 g 为宜)。使用时先将本品用适量注射用水充分溶解,再加到 0.9%的氯化钠注射液或 5%、10%的葡萄糖注射液中,最终门冬氨酸的浓度不超过 2%,缓慢静脉滴注。

此外,吕小丹[1]等收集了 23 例门冬氨酸浓度超过 2%时出现的药品不良反应事件,见表 27-1。

表 27-1　23 例药品不良反应(ADR)患者基本情况

编号	性别	年龄/岁	用法用量	ADR 发生时间	累及系统	联合用药	用药浓度/%
1	男	42	10 g/次,qd	注射后 10 min	神经系统		
2	男	27	5 g/次,qd	立即	呼吸系统		
3	男	73	7.5 g/次,qd	注射后 30 min	胃肠系统	兰索拉唑	>2
4	女	55	7.5 g/次,qd	注射后 15 min	胃肠系统		
5	女	70	5 g/次,qd	注射后 2 h	全身		
6	男	65	7.5 g/次,qd	注射后 15 min	胃肠系统		
7	女	34	5 g/次,qd	注射后 5 min	全身		
8	男	54	10 g/次,qd	注射后 15 min	胃肠系统		>2
9	男	50	7.5 g/次,qd	注射后 10 min	皮肤及附件		>2
10	男	61	7.5 g/次,qd	注射后 30 min	胃肠系统	兰索拉唑	>2
11	男	19	5 g/次,qd	注射后 10 min	呼吸系统		
12	男	37	10 g/次,qd	注射后 15 min	全身		>2
13	男	4	2.5 g/次,qd	注射后 10 min	胃肠系统		
14	女	56	5 g/次,qd	注射后 15 min	胃肠系统		
15	男	37	10 g/次,qd	注射后 15 min	胃肠系统,神经系统		>2
16	男	33	5 g/次,qd	注射后 20 min	胃肠系统		
17	女	67	7.5 g/次,qd	注射后 15 min	呼吸系统		
18	女	61	10 g/次,qd	注射后 30 min	神经系统		>2

续表

编号	性别	年龄/岁	用法用量	ADR 发生时间	累及系统	联合用药	用药浓度/%
19	男	27	5 g/次,qd	注射后 5 min	呼吸系统,神经系统		
20	男	39	7.5 g/次,qd	注射后 20 min	胃肠系统		>2
21	男	53	10 g/次,qd	注射后 15 min	胃肠系统,神经系统		>2
22	男	27	5 g/次,qd	注射后 50 min	全身		
23	男	24	10 g/次,qd	注射后 20 min	全身		>2

PIVAS 药师建议

查询门冬氨酸鸟氨酸的相关文献[2-3]及药品说明书,提示在使用时先将门冬氨酸鸟氨酸用适量注射用水充分溶解,再加到 0.9% 的氯化钠注射液或 5%、10% 的葡萄糖注射液中,最终门冬氨酸的浓度不超过 2%,缓慢静脉滴注。大剂量静注时(40 g/L)会有轻、中度的消化道反应,可能出现恶心、呕吐或者腹胀等,减少用量或减慢滴速(10 g/L)时,以上反应明显减轻。且药物浓度越高,ADR 发生的概率越大。

参考文献

[1] 吕小丹,张婷.注射用门冬氨酸鸟氨酸致药品不良反应 23 例分析[J].山东医药,2014,54(45):93-94.

[2] 何文,郭咸希,夏艺,等.我院注射用门冬氨酸鸟氨酸使用情况调查分析[J].中国药师,2019,22(7):1310-1313.

[3] 包学青,王丽娟.输注门冬氨酸鸟氨酸致吐反应 30 例分析[J].海峡药学,2011,23(4):216-217.

实用案例 28 注射用炎琥宁可以选择什么溶媒？有没有特殊要求？

案例来源

临床医师咨询炎琥宁是否可以使用 0.9%氯化钠注射液或者 10%葡萄糖注射液作为溶媒，为什么？

案例类型

☑临床用药指导 □患者用药指导 □PIVAS 不合理医嘱反馈 □PIVAS 实际工作中发现 □PIVAS 质量检查

案例信息（发生相关环节）

☑医嘱审核 □批次分配 □标签打印 □摆药 □传药入仓 □调配 □成品核对 □临床用药

案例分析

注射用炎琥宁是白色或微黄色冻干块状物或粉末，主要成分为炎琥宁，化学名为 14-脱羟-11,12-二脱氢穿心莲内酯-3,19-二琥珀酸半酯钾钠盐-水物。其适用于病毒性肺炎和病毒性上呼吸道感染。本品能抑制早期毛细血管通透性增高与炎性渗出及水肿，能特异性地兴奋垂体-肾上腺皮质功能，促进促肾上腺皮质激素（ACTH）释放，增加垂体前叶中 ACTH 的生物合成，体外具有灭活腺病毒、流感病毒、呼吸道病毒等多种病毒的作用。说明书提示本品输注前新鲜配制，药物性状发生改变时禁用，忌与酸、碱性或含有亚硫酸氢钠、焦亚硫酸钠为抗氧化剂的药物配伍，如维生素 B_6 注射液、葡萄糖酸钙注射液、氨茶碱、氨基糖苷类、喹诺酮类药物。说明书中提到本品在静脉滴注时，用 5%葡萄糖注射液或 5%葡萄糖氯化钠注射液稀释后滴注。但也有文献研究[1-4]表明炎琥宁在 0.9%氯化钠注射液、5%葡萄糖注射液、5%葡萄糖氯化钠注射液及 10%葡萄糖注射液中稳定性均较好,含量无明显变化。何锦研[5]等也报道和研究总结了注射用炎琥宁与 4 种输液配伍的稳定性分析,结论是 4 h 内炎琥宁在 4 种输液中稳定性均保持较好,但在 12 h 后炎琥宁在5%葡萄糖注射液或 5%葡萄糖氯化钠注射液中的稳定性要优于在 0.9%氯化钠注射液和 10%葡萄糖注射液中(详见实用案例 1)。追溯到更早的研究,张晓伟[2]等的研究报道中提到在 25 ℃和 37 ℃条件下炎琥宁与 4 种溶液配伍后 6 h 内溶液外观无任何变化,pH 和含量无显著变化,说明配伍液性质稳定,6 h 内可以使用,见表28-1。

表 28-1　炎琥宁与 4 种输液配伍后 6 h 内含量和 pH 变化($n=3$)

输液	温度/℃	0 h		1 h		2 h		4 h		6 h	
		pH	含量/%	pH	含量/%	pH	含量/%	pH	含量/%	pH	含量/%
葡萄糖注射液	25	6.43	100.00	6.38	100.24±0.28	6.41	99.52±0.20	6.38	99.05±0.16	6.36	99.76±0.23
	37	6.45	100.00	6.43	99.41±0.29	6.45	99.22±0.33	6.41	99.02±0.26	6.48	99.22±0.18
氯化钠注射液	25	6.33	100.00	6.37	100.00±0.31	6.37	99.27±0.27	6.33	99.61±0.22	6.31	99.03±0.25
	37	6.34	100.00	6.37	100.45±0.22	6.39	100.67±0.27	6.34	99.77±0.17	6.35	99.55±0.15
葡萄糖氯化钠注射液	25	5.90	100.00	5.89	100.00±0.26	5.94	99.53±0.28	5.92	99.29±0.14	5.88	99.53±0.19
	37	6.00	100.00	5.91	99.63±0.20	5.93	99.82±0.16	5.94	99.81±0.16	5.89	99.44±0.23
乳酸钠林格注射液	25	6.50	100.00	6.49	100.24±0.17	6.44	99.75±0.23	6.44	99.51±0.18	6.43	99.51±0.25
	37	6.44	100.00	6.42	100.36±0.25	6.49	100.28±0.23	6.40	100.26±0.18	6.41	99.83±0.20

PIVAS 药师建议

注射用炎琥宁在 4 种输液配伍中 6 h 内稳定性均较好,但最新研究显示,随着放置时间的增长,炎琥宁在 5%葡萄糖注射液和 5%葡萄糖氯化钠注射液中的稳定性更优,而且说明书也明确提出静脉滴注时选用 5%葡萄糖注射液和 5%葡萄糖氯化钠注射液,所以,在临床实践中建议选用 5%葡萄糖注射液和 5%葡萄糖氯化钠注射液以保证药品的稳定性,确保药品质量及患儿用药安全。同时,建议药品临床配置后切勿放置时间过长,要尽早使用。

参考文献

[1] 张汉利,魏友霞,罗俊,等.炎琥宁注射液在不同输液中的稳定性[J].医药导报,2004,23(9):692.

[2] 张晓伟,邵珠民,吕冬梅.注射用炎琥宁与几种输液配伍的稳定性[J].中国医院药学杂志,2004,24(9):577.

[3] 徐春丽,丁丽萍,郑志昌.注射用炎琥宁与 31 种注射液配伍稳定性综述[J].中国药师,2009,12(1):117-119.

[4] 曾小连,彭梦浩.注射用炎琥宁在输液中与 3 种药物配伍的稳定性观察[J].中国药物与临床,2010,10(4):477-478.

[5] 何锦妍,邓卓航.注射用炎琥宁与四种输液配伍的稳定性分析[J].实用医技杂志,2015,22(10):1107-1108.

实用案例 29 头孢替安(浦优)的儿童用法用量是否有浓度限制?

案例来源

静脉药物调配中心在医嘱审方过程中,发现头孢替安出现用法用量不合理的情况。

案例类型

□临床用药指导 □患者用药指导 ☑PIVAS 不合理医嘱反馈 □PIVAS 实际工作中发现 □PIVAS 质量检查

案例信息(发生相关环节)

☑医嘱审核 □批次分配 □标签打印 □摆药 □传药入仓 □调配
□成品核对 □临床用药

案例分析

注射用盐酸头孢替安是第二代头孢霉素类抗生素,为盐酸头孢替安加适量无水碳酸钠制成的粉末,对革兰氏阴性菌有较强的抗菌作用,是治疗中、重度感染的广谱抗生素,适用于败血症与术后感染的治疗。临床上常见的不良反应[1-2]有恶心、呕吐、腹泻、过敏性休克、皮疹、荨麻疹、瘙痒、红斑、红细胞和血小板减少、嗜酸粒细胞增高、血清转氨酶增高等。

注射用盐酸头孢替安的说明书中载明其用法用量:成年人一日 0.5~2 g,分 2~4 次;小儿一日 40~80 mg/kg,分 3~4 次,静脉注射。对小儿败血症、脑脊膜炎等重症和难治性感染,一日量可增至 160 mg/kg。对成年人败血症,一日量要增至 4 g。

配制要求:本品含有缓冲剂无水碳酸钠,溶解时因产生 CO_2,故将瓶内制成了负压。溶解 1 g 药品时,向瓶内注入约 5 mL 溶液使其溶解(1 g 注射用本品如用于静脉滴注,可加入 100 mL 溶液使其溶解)。

本品静注时,一般是将 1 g 稀释至 20 mL 后注射。静脉滴注时,不可用注射用水稀释,因不能成等渗溶液。本剂注射液调制时会发生接触性麻疹。调制时,如果在手上发生肿、痒、发红、全身性发疹、痒、腹痛、恶心、呕吐,以后应避免接触本产品。

综上所述,说明书并未明确规定最大日剂量,儿童用药只能参照说明书推荐的 40~80 mg/kg,分 3~4 次。但其对术后感染的剂量缺乏相关的规定,有相关文献指出头孢替安的半衰期与使用药物的剂量相关,给药 0.5 g 的半衰期约为 0.7 h,给药 2 g 的半衰期则为 1.3 h。该药能在较短的时间发挥药效,因此外科手术后常被选为术后感染的预防用药。

PIVAS 药师建议

根据说明书,该药静脉注射时浓度为 5 mg/mL;儿童用药参考 40~80 mg/kg,分 3~4 次。注射用夫西地酸钠与注射用盐酸头孢替安存在配伍禁忌[3],两种药物连续使用时会出现浑浊的白色乳液。应避免两种药液直接接触,在输注两种药液之间加用等渗盐水冲管。发现液体变色或性状发生变化应立即关闭输液器,更换输液器和液体。也有研究表明头孢替安与盐酸氨溴索注射液存在配伍禁忌[4],但是若配伍液能在 1 h 内输注完则不需要间隔等渗盐水。

参考文献

[1] 郭钦惠.注射用盐酸头孢替安不良反应 56 例相关因素评析[J].现代医药卫生,2010,26(4):506-507.

[2] 杨晓华.1230 例抗生素不良反应分析[J].中国药房,2001,12(2):42-43.

[3] 马芸,任丽.注射用盐酸川芎嗪与注射用夫西地酸钠存在配伍禁忌[J].护理学报,2009,16(10):61.

[4] 张欣,孙新云.注射用头孢替安钠与注射用氨溴索存在配伍禁忌[J].中国误诊学杂志,2011,11(34):8419.

实用案例 30　氟氯西林钠给药频次为 q6h，是否可以使用 bid？

案例来源

氟氯西林钠说明书上的给药频次为每日 4 次，临床部分科室常将给药频次选择为 bid，氟氯西林钠是否可以使用 bid？

案例类型

□临床用药指导　□患者用药指导　☑PIVAS 不合理医嘱反馈　□PIVAS 实际工作中发现　□PIVAS 质量检查

案例信息（发生相关环节）

☑医嘱审核　□批次分配　□标签打印　□摆药　□传药入仓　□调配
□成品核对　□临床用药

案例分析

氟氯西林为半合成的耐青霉素酶的青霉素，它是青霉素的异恶唑衍生物。其作用机制与青霉素 G 相似，系与细菌细胞膜上青霉素结合蛋白（PBPs）结合，抑制细菌细胞壁的生物合成，导致菌体肿胀破裂死亡，从而发挥杀菌作用。本药为繁殖期杀菌药。

氟氯西林钠的药代动力学：据国内文献报道[1-2]，静脉滴注氟氯西林钠注射液的半衰期约为 1.5 h，按照临床用法用量，静脉滴注本品不会在体内产生蓄积性。氟氯西林钠静脉滴注 1.0 g，单次单剂量药动学试验结果显示，静脉滴注 1.0 g 的 t_{max} 和 C_{max} 分别为（0.75±0.11）h 和（138.4±17.8）mg·h^{-1}，$t_{1/2\beta}$ 为（1.7±1.2）h，与国外文献报道相近[3]。

氟氯西林钠为时间依赖性药物,这类药物的浓度在最低抑菌浓度(MIC)的 4~5 倍时,杀菌作用即处于饱和状态,其疗效评价参数 T>MIC 以上的时间是清除病原菌的关键,用药后 24 h 内,体内血药浓度超过致病菌 MIC 的时间占 40%~60%时,抗菌活性最佳。$t_{1/2}$ 较短(<2 h)的 β 内酰胺类药物一般每日给药 3~4 次可满足以上要求。因此,氟氯西林钠 bid 给药不符合药代动力学。

PIVAS 药师建议

建议规范临床氟氯西林钠注射剂给药频次为 q6 h。

参考文献

[1] 郑恒,李红梅,方淑贤.注射用氟氯西林钠的药动学[J].中国医院药学杂志,2007,27(2):208-211.

[2] 李湘燕,吕媛,刘燕,等.注射用氟氯西林钠健康人体单次给药药代动力学研究[C]//第六届全国抗菌药物临床药理学术会议论文集,2006:178.

[3] Landersdorfer CB, Kirkpatrick CM, Kinzig-Schippers M, et al. Population pharmacokinetics at two dose levels and pharmacodynamic profiling of flucloxacillin [J]. Antimicrob Agents Chemother,2007, 51(9): 3290-3297.

实用案例 31　酚妥拉明是否可以联合盐酸多巴胺使用？

案例来源

医嘱审核中发现酚妥拉明联合多巴胺治疗小儿重症肺炎,这两种药是否可以联合使用?

案例类型

□临床用药指导　□患者用药指导　□PIVAS 不合理医嘱反馈　☑PIVAS 实际工作中发现　□PIVAS 质量检查

案例信息(发生相关环节)

☑医嘱审核　□批次分配　□标签打印　□摆药　□传药入仓　□调配
□成品核对　□临床用药

案例分析

酚妥拉明是具有竞争性的 α 受体阻滞药,通过阻断突触或 α1 和 α2 受体,引起小动脉、小静脉的扩张,从而迅速降低血压,并具有一定的正性肌力作用,但其易引起心动过速、低血压。多巴胺主要通过兴奋 α 受体,能增强心肌收缩力,增加心排血量,从而升高动脉压;通过兴奋 β 受体缓解支气管痉挛,改善气体交换和肺部血液循环,同时能扩张外围血管和冠脉阻力,降低后负荷,改善心肌缺血缺氧,提高心肌收缩力,增加心排出量,从而改善心功能。不同剂量多巴胺产生不同的药理效应,见表 31-1。在小儿重症肺炎中,两者的联合使用可直接扩张支气管平滑肌,降低肺动脉阻力,改善重症肺炎患儿的肺功能,同时促进心肌收缩力量、提升心肺血循环效率,最终达到治愈的效果[1-2]。有研究表明[3],两者的联合使用能提高重症肺炎患者的免疫功能,改善患者症状体征和炎性指标。

表 31-1 多巴胺不同剂量将产生不同药理效应

药量	剂量 [μg/(kg·min)]	产生效应
小量	0.5~2	肾及肠系膜血管扩张,尿量↑,钠排泄↑
中量	2~10	产生心肌正性作用,心收缩↑,收缩压↑, 冠状血流及耗氧量改善
大量	>10	血管阻力↑,肾血流量↓,血压↑

酚妥拉明小儿常用量:①用于酚妥拉明试验,静脉注射 1 次 1 mg,也可按体重 0.15 mg/kg 或按体表面积 3 mg/m²。②用于嗜铬细胞瘤手术,术中血压升高时可静脉注射 1 mg,也可按体重 0.1 mg/kg 或按体表面积 3 mg/m²。必要时可重复或持续静脉滴注。

多巴胺成人用法用量:静脉注射,开始是每分钟 1~5 μg/kg,10 min 内以每分钟 1~4 μg/kg 速度递增,以达到最大疗效。

PIVAS 药师建议

酚妥拉明能改善肺部微循环及全身微循环缺氧状态[4]。多巴胺一方面能改善肺部微循环,另一方面能拮抗酚妥拉明产生的部分不良反应,如低血压。但联合使用大剂量多巴胺时,酚妥拉明的扩血管效应可被多巴胺的外周血管收缩作用拮抗。所以审核医嘱时,应特别注意多巴胺剂量不宜超过 10 μg/(kg·min)。

参考文献

[1] 王翠洁,马小安,王静.酚妥拉明联合多巴胺对重症肺炎患者血清炎症因子的影响[J].中国煤炭工业医学杂志,2015,18(9):1441-1444.

[2] 王瑞娟,孟牛安,王宏磊,等.酚妥拉明联合多巴胺治疗小儿重症肺炎疗效及对相关血清指标的影响[J].首都食品与医药,2020,27(1):87.

[3] 毕冬明,谢宗贤,裴杰,等.多巴胺联合酚妥拉明治疗小儿肺炎合并心力衰竭的效果分析[J].贵州医药,2019,43(11):1738-1739.

[4] 温启敏.多巴胺结合酚妥拉明对小儿肺炎并发心力衰竭的影响[J].现代医学与健康研究电子杂志,2018,2(5):64.

实用案例 32　盐酸多巴胺注射液超说明书使用时用法用量可以增加多少？

案例来源

在医嘱审核时，发现一例多巴胺剂量大、滴速快，计算每分钟持续泵入剂量大。盐酸多巴胺的超说明书用药剂量可以增加多少？

案例类型

□临床用药指导　□患者用药指导　☑PIVAS 不合理医嘱反馈　□PIVAS 实际工作中发现　□PIVAS 质量检查

案例信息（发生相关环节）

☑医嘱审核　□批次分配　□标签打印　□摆药　□传药入仓　□调配
□成品核对　□临床用药

案例分析

多巴胺属于内源性儿茶酚胺药物，是肾上腺素激动剂的前体，具有 α 受体激动作用，通过激动多巴胺受体而间接提高心肌收缩力，降低外周血管阻力，以增加心排血量和肺血流量[1]。小剂量的多巴胺能改善患者水钠潴留引起的相应症状，减轻心脏的前负荷[2]，增加心排血量，因此对心脏收缩功能低下的患者更为有效。大剂量的多巴胺能使 α 受体的激动性明显提升，从而减少尿量和肾血流量，增加四周血管阻力，有利于心脏 β₁ 受体激动，使心肌收缩力作用增加[3-4]。此外，因能明显提升肠系膜与肾的血流量，其能够对这些器官造成的休克恶性发展予以制止。

多巴胺输注期间肾脏和肠道等器官血流减少是最常见的危险。长期大剂量用于外周血管时，由于毛细血管收缩而使毛细血管压增高，液体渗出至毛细血管外，使局部组织缺氧,从而破坏细胞膜的有氧呼吸,损坏线粒体的氧化磷酸化过程,使ATP 的产生减少甚至停止,继而发生细胞的能量供应不足,细胞膜上的钠泵受损,细胞膜对电解质的主动运输功能发生障碍,从而发生细胞水肿。同时,多巴胺渗到皮下肌肉组织所致的化学性炎症反应,可使局部组织发生变性、炎细胞浸润、坏死[5]。

PIVAS 药师建议

　　查询盐酸多巴胺注射液药品说明书及相关文献,可知多巴胺适用于心肌梗死、创伤、内毒素败血症、心脏手术、肾功能衰竭、充血性心力衰竭等引起的休克综合征;补充血容量后休克仍不能纠正者,尤其有少尿及周围血管阻力正常或较低的休克。该药品也可增加心排血量,用于洋地黄和利尿剂无效的心功能不全。

　　用法用量:静脉注射,开始时每分钟按体重 1~5 μg/kg,10 min 内以每分钟 1~4 μg/kg 速度递增,以达到最大疗效。慢性顽固性心力衰竭,静滴开始时,每分钟按体重 0.5~2 μg/kg 逐渐递增。多数患者按 1~3 μg/(kg·min) 给予即可生效。闭塞性血管病变患者,静滴开始时按 1 μg/(kg·min),逐增至 5~10 μg/(kg·min),直到 20 μg/(kg·min),以达到满意效应。如为危重病例,先按 5 μg/(kg·min) 滴注,然后以 5~10 μg/(kg·min) 递增至 20~50 μg/(kg·min),以达到满意效应;或本品 20 mg 加入 5%葡萄糖注射液 200~300 mL 中静滴,开始时按 75~100 μg/min 滴入,以后根据血压情况,可加快速度和加大浓度,但最大剂量不超过每分钟 500 μg。

　　配置方法:①适用于成人,将多巴胺[3 mg×kg(体重)]加入 5%葡萄糖注射液稀释至 50 mL 置于 50 mL 注射器内,每 1 mL/h 即 1 μg/(kg·min)。例如,患者体重 60 公斤,多巴胺 180 mg(18 mL)+32 mL 5%葡萄糖注射液,配制成 50 mL,每小时以 10 mL 的速度泵入,就是 10 μg/(kg·min)。②由于儿童体重小、剂量小、低速小,不适合方法①中的配置方法。应将多巴胺[15 mg×kg(体重)]加入 5%葡萄糖注射液稀释至 50 mL 置于 50 mL 注射器内,每 1 mL/h 即 5 μg/(kg·min)。如:患者体重 5 公斤,多巴胺 75 mg(7.5 mL)+42.5 mL 5%葡萄糖注射液,配制成 50 mL,每小时以 1 mL 的速度泵入,就是 5 μg/(kg·min)。③在方法②的基础上,剂量和终液体量同时减半。将多巴胺[7.5 mg×kg(体重)]加入 5%葡萄糖注射液稀释至 25 mL 置于 25 mL 注射器内,每 1 mL/h 也即 5 μg/(kg·min)。

参考文献

[1] 杨英.多巴胺联合多巴酚丁胺治疗小儿重症肺炎的疗效及对炎症因子的影响[J].中国妇幼保健,2014,29(35):5819-5821.

[2] 张波,王洁,周鹏.注射用盐酸多巴胺联合呋塞米治疗难治性心力衰竭患者疗效和不良反应的比较分析[J].世界最新医学信息文摘,2019,19(60):10-11,14.

[3] 武学军,闫文静.小剂量硝普钠与多巴胺微泵注入治疗难治性心衰的临床观察[J].热带医学杂志,2015,15(3):365-367,402.

[4] 谷亚红.硝普钠联合多巴胺治疗慢性心力衰竭的临床效果研究[J].中国现代药物应用,2016,10(12):218-219.

[5] 胡静,张红,金杰,等.多巴胺致组织损伤早期处理方法的实验研究[J].护理研究,2001,15(4):200-201.

实用案例 33　头孢曲松钠儿童用量最大剂量是多少？用药频次如何选择？

案例来源

审核医嘱时发现有部分儿童用头孢曲松钠剂量偏大,用药频次不合理。

案例类型

□临床用药指导　□患者用药指导　☑PIVAS 不合理医嘱反馈　□PIVAS 实际工作中发现　□PIVAS 质量检查

案例信息（发生相关环节）

☑医嘱审核　□批次分配　□标签打印　□摆药　□传药入仓　□调配
□成品核对　□临床用药

案例分析

头孢曲松钠是一种长效、广谱头孢菌素类药,通过抑制细菌细胞壁的合成而产生杀菌活性,在体外对多数革兰氏阳性菌及革兰氏阴性菌有杀菌作用,并对革兰氏阳性菌及革兰氏阴性菌的多数 β-内酰胺酶具有较高的稳定性。其主要用于敏感菌所致的呼吸道、胆道、尿路和盆腔感染。

本药成人及 12 岁以上儿童、体重 50 kg 以上儿童均使用成人剂量,通常剂量是 1~2 g,每日一次。危重症患者或由中度敏感菌引起的感染,剂量可增至 4 g,每日一次。新生儿、婴儿及 12 岁以下儿童建议按以下剂量每日使用一次:新生儿(14天以下)每日剂量为按体重 20~50 mg/kg,不超过 50 mg/kg,无须区分早产儿及足月婴儿;婴儿及儿童(15 天至 12 岁)每日剂量按体重 20~80 mg/kg。特殊用药指导:婴儿及儿童细菌性脑膜炎,开始治疗剂量为 100 mg/kg(不超过 4 g),每日一次;急性中耳炎儿童及成人按体重 50 mg/kg,最大剂量不超过 1 g。在日常审核医嘱过程中会发现在治疗非细菌性脑膜炎时,开始剂量超过 80 mg/kg,用药频次为 bid。

PIVAS 药师建议

因头孢曲松钠超剂量应用而引发的不良反应明显多于正常剂量应用,所以需要对头孢曲松钠引发的不良反应予以充分重视,保证头孢曲松钠的合理应用[1]。提醒临床医务人员在应用头孢曲松钠时需注意:①医生需要对头孢曲松钠的应用方法、给药剂量、用药史、药品适应症、过敏史等予以了解,规避由于患者的因素而引发不良反应,避免药品共同应用缺乏合理性或是应用剂量太大而导致相关不良反应的情况,尤其是在对过敏体质患者给药时应予以关注[2]。②给药头孢曲松钠过程中,对头孢曲松钠的用药剂量、用药速率予以控制,密切关注其药物应用不良反应的情况,保证头孢曲松钠药物的应用安全性。

参考文献

[1] 钱万桥,周芳,袁毅亦.头孢曲松钠所致的不良反应及合理选择剂量分析[J].黑龙江中医药,2019,48(4):97-99.

[2] 王正杨.头孢曲松钠所致的过敏反应[J].中国社区医师,2018,34(16):177,179.

实用案例 34　克林霉素在儿科中的应用

案例来源

医师咨询注射用克林霉素的用法用量及注意事项。

案例类型

☑临床用药指导　□患者用药指导　□PIVAS 不合理医嘱反馈　□PIVAS 实际工作中发现　□PIVAS 质量检查

案例信息（发生相关环节）

□医嘱审核　□批次分配　□标签打印　□摆药　□传药入仓　□调配
□成品核对　☑临床用药

案例分析

克林霉素是林可霉素的半合成衍生物，抗菌活性比林可霉素强，是林可霉素的 4~8 倍。克林霉素通过抑制细菌肽链的延长，进一步抑制细菌蛋白质的合成。克林霉素是临床上常用的广谱抗生素，其对厌氧菌和革兰氏阳性菌有较强抑制作用。由于儿童在抗生素的使用上具有一定的局限性，当青霉素、头孢皮试阳性时，克林霉素常被当作替代药物。因其不用皮试而更能被患儿家属所接受。

该药具有水溶性，盐酸克林霉素通过静脉注射后，可以迅速解析出克林霉素，而克林霉素磷酸酯是一种脂溶性的药物，它在经过静脉注射后，需在磷酸酯酶的作用下，经过 1~2 h 水解形成克林霉素，因此影响克林霉素稳定性的因素主要是温度和水，盐酸克林霉素稳定性更好，在高温下不易被降解，而磷酸酯克林霉素则截然不同，它在高温下极易降解。克林霉素引起的不良反应包括对消化系统、泌尿系统、神经系统等的损伤，使用克林霉素也会对血管系统、皮肤及其附件产生不良影响[1]。临床上使用克林霉素治疗的不良反应在不断增加,因此克林霉素的安全用药也引起了医院的高度重视,临床上需要增强安全用药意识[2]。

PIVAS 药师建议

本品静脉给药速度不宜过快,0.6 g 本品应加入不少于 100 mL 的溶液中,至少滴注 20 min,1 h 内输入不能超过 1.2 g。单次滴注剂量不应超过 1.2 g,超过该计量时应分次给药。出生 4 周以内婴儿禁止使用克林霉素注射液,注射用克林霉素酯 4 岁以下患儿慎用,使用时应该注意监测患儿重要器官的功能。

参考文献

[1] 张晓倩,柳钢.克林霉素的不良反应与用药安全性分析[J].中国城乡企业卫生, 2019,34(2):90-92.

[2] 苏艳清.克林霉素不良反应相关因素分析及合理用药研究[J].黑龙江中医药, 2019,48(5):121-122.

实用案例 35　痰热清的用法用量以及使用时的注意事项

案例来源

医师咨询痰热清的用法用量及是否需要单独输注。

案例类型

☑临床用药指导　□患者用药指导　□PIVAS 不合理医嘱反馈　□PIVAS 实际工作中发现　□PIVAS 质量检查

案例信息(发生相关环节)

☑医嘱审核　□批次分配　□标签打印　□摆药　□传药入仓　□调配
□成品核对　□临床用药

案例分析

　　痰热清注射液是由黄芩、熊胆粉、山羊角、金银花、连翘 5 味中药材制成的纯中药注射剂,具有清热、解毒、化痰的功效,在儿科也会用到。由于其成分比较复杂,所以在给患儿用药时需要格外小心[1-2]。一般儿童按体重 0.3~0.5 mL/kg,最高剂量不超过 20 mL,加入 5% 葡萄糖注射液或 0.9% 氯化钠注射液 100~200 mL,静脉滴注,控制滴数每分钟 30~60 滴,一日 1 次;或遵医嘱。药物使用前稀释倍数不低于1:10(药液:溶媒),稀释后药液必须在 4 h 内使用。24 个月以下的婴儿禁用。痰热清成分复杂,在使用时尽量避免与其他药物配伍使用,尽量单独使用。有文献[3]提到临床输液过程中,发现相邻的两组输液在输液管接续液中发生变色、沉淀、浑浊等反应,如果需要联合用药,在换药时需先用 5% 葡萄糖注射液或 0.9% 氯化钠注射液(50 mL 以上)冲洗输液管或更换新的输液器,并应保持一定的时间间隔,以免药物相互作用而产生不良反应[4]。

PIVAS 药师建议

　　痰热清属于中成药,在审方时应该严格按照说明书上的剂量方法进行审核,注意计算浓度,查看患儿年龄,查看滴数,遇到不合理的情况需及时与临床沟通调整。并且应注意避免与其他药物一起使用,最好单独使用。成品复核时应认真检查药品,发现药液出现浑浊、沉淀、变色等需要重新调配。

参考文献

[1] 常琦,卢熙奎,张晓玲,等.痰热清注射液用法与安全性评估[J].临床医药文献电子杂志,2015,2(3):500,502.

[2] 杜江,王崇树,岳义明.静脉使用痰热清配合不同浓度痰热清雾化液对胃肠道术后患者的影响[J].中国中医急症,2006,15(11):1227-1228.

[3] 张志刚,赵淑珍,高素珍.痰热清注射液与临床常用药物的配伍[J].中国药物与临床,2009,9(9):897-899.

[4] 闫双银.痰热清注射液配伍稳定性研究的进展[J].天津药学,2019,31(1):59-63.

第二部分

儿科实用方法分享

实用案例 36 长期医嘱分批次方法分享

案例来源

从 1999 年我国开始建立第一家静脉用药调配中心（Pharmacy Intravenous Admixture Service,PIVAS）至今,各大型医院均陆续开设了 PIVAS,将医院的全部或部分静脉输注药物(有的医院只集中调配化疗药和肠外营养液)纳入 PIVAS 集中调配[1],但绝大部分医院因新生儿静脉用药调配难度大,调配及配送环节无法得到质量保障,而将其排除在集中调配范围之外,仍由护士在病房进行开放式加药混合调配。重庆医科大学附属儿童医院是一家大型综合性儿科医院,全院两个院区共有 44 个病区,长期医嘱和临时医嘱已在中心内稳定配置,配置质量良好,但配置后的成品在部分科室仍存在堆积现象。为更好地为临床服务,减少科室液体积压,保障患儿输液安全,静脉药物调配中心将长期医嘱配置时间和批次与临时医嘱同步。

方法分享

普通住院患者药品分 6 个批次调配和配送,如表 36-1 所示。

表 36-1 PIVAS 长期医嘱配置药品(化疗患儿除外)分批原则及送达时间

批次	每批次液体量	维持输液时间	药品优先原则	配置时间	送达病区时间
第 1 批	5～100 mL	1 h	抗生素优先、无抗生素的优先上一组其他药品(优先顺序:抗病毒药物、激素类、止咳化痰类、止血类)	AM7:00—8:30	AM8:30—9:30
第 2 批	5～200 mL	2 h 左右	剩余抗生素和其他辅助药品	AM8:00—9:00	AM9:00—10:00

续表

批次	每批次液体量	维持输液时间	药品优先原则	配置时间	送达病区时间
第4批	5~400 mL	4 h 左右	qd 医嘱剩余药品	AM10：00—12：00	AM11：30—12：00
第7批			bid/tid 医嘱第二次用药、qd 医嘱剩余药品	PM1：00—3：00	PM2：30—3：30
第9批			q8h 医嘱第二次用药、qd 医嘱剩余药品	PM4：00—5：00	PM5：00—5：30
第12批			tid、q12h、q8h 的药物最后一次用药	PM7：00—8：00	PM8：00—8：30

化疗患儿碱化、水化液调配批次调整计划。为保证临床用药安全,PIVAS 分别与血液中心、肿瘤及泌尿病区住院总医师、护士长协调沟通,针对化疗需碱化治疗患儿的碱化、水化液调配批次及调配液体量,做了如下调整:

(1)第一批

药物品种:抗生素、qd 的抗病毒药物、激素。

液体量:输液量 200 mL 左右,维持 2 h 输液量。

送达时间:AM9：00—9：30。

(2)第二批

药物品种:第一批调配后剩下的药品,如保心类、保肝类、化疗药、碱化液。

液体量:按照医嘱输液速度,输液量 100~250 mL,维持 4 h 输液量。

送达时间:AM10：00—10：30。

(3)第三批

从第三批开始,每批次调配一袋碱化液,与临时医嘱调配及配送时间同步,每批次液体量 250~300 mL。

参考文献

[1] 蔡卫民,袁克俭.静脉药物调配中心使用手册[M].北京:中国医药科技出版社,2005:9.

实用案例 37　分类打印医嘱标签方法分享

 案例来源

　　静脉药物调配中心的工作由多个环节组成,各环节质量控制稍有差池,将影响整个中心的质量管理。重庆医科大学附属儿童医院 PIVAS 于 2014 年投入使用,承接了住院长期医嘱和临时医嘱的所有药品调配,工作量大,偶有差错发生,致使工作不畅,产生了很多不必要的重复工作和药品耗损[1]。摆药环节是调配差错出现的源头,减少摆药环节差错至关重要[2]。

方法分享

　　1)分组分批次打印药品汇总单和医嘱标签

　　将医嘱标签按原分组原则分成三组,每组分 1～12 批(临时医嘱分 12 批次调配,长期医嘱也根据医嘱执行时间段分 12 批次),批次药品较多的为 1、2、3、4、7、9、12 批,这 7 个批次的标签再分单药、多药、静脉滴注、静脉泵注,先打印汇总单,汇总单上标注批次、给药途径、单药或多药,再打印标签,打印完成后将汇总单和标签分组分批次依次放在待摆药区。化疗药和营养液单独打印,标签自动按批次分类。剩余批次几乎全是化疗患者使用的碱化液,药品无特殊变化,统一打印汇总单和标签。具体操作细则详见表 37-1。

表 37-1　医嘱标签打印分类细则

分组	1、2、3、4、7、9、12 批				2、5、8、12 批化疗药	2、3、9 批营养液	剩余批次	
	静脉滴注		静脉泵注				静脉滴注	静脉泵注
	单药	多药	单药	多药				
A	单药	多药	单药	多药	统一打印	统一打印	统一打印	统一打印
B	单药	多药	单药	多药				
C	单药	多药	单药	多药				

2）人员安排

调整摆药班次,固定长期医嘱摆药人员,晚上 6 点开始上班,不规定具体下班时间,第二天周休。摆药班分成两组,每组两人,一组负责长期医嘱第 1、3、4 批次和空包的摆药及推针溶媒预准备,一组负责余下的其他批次的摆药以及准备空包的溶媒。每批次临时医嘱摆药由审方和核对人员自行完成。

3）摆药

每组按照打印好的批次汇总单,一人准备溶媒,另一人准备药品,完成后交叉复核,根据汇总单逐一核对,无误后签名确认。贴签时,贴签人员按照标签信息将输液标签贴在相应溶媒上,并按规定放入特定批次颜色的药篮内。核对人员检查标签上药品的名称、剂量、规格、数量等是否正确,将正确的药品和溶媒一起放在同一药篮里,按输液标签所列批次、相同主药为单位,放至摆药架上。每批次药品摆完,摆药数量与准备数量一致,药品与溶媒无剩余后,将该批次药品传入核对间待传递区,摆药桌清场,再进行下一批次摆药。分类打印医嘱标签前后工作对比如表37-2。

表 37-2　分类打印医嘱标签前后工作对比

改进环节	改进前工作流程	改进后工作流程
打印标签	按外科组、内科组及新生儿组分组打印	按原分组原则分成三组,每组分 1~12 批,批次药品较多的 1、2、3、4、7、9、12 批分单药、多药、静脉滴注、静脉泵注,先打印汇总单,汇总单上标注批次、给药途径、单药或多药,再打印标签,打印完成后汇总单和标签分组分批次依次放在待摆药区。化疗药和营养液、剩余批次统一打印汇总单和标签
人员安排	抗生素调配人员（8 人）将 7 批长期医嘱药品调配完成后休息,晚上分两组摆药	摆药班分成两组,每组两人,以主辅搭档为单位实行轮转制,摆药 1 负责长期医嘱第 1、3、4 批次和空包的摆药及推针溶媒预准备,摆药 2 负责余下的其他批次的摆药以及准备空包的溶媒。晚上 6 点开始上班,摆药完成后下班,第二天周休

续表

改进环节	改进前工作流程	改进后工作流程
摆药	采用流水线,各组人员先按汇总单取药,药品均以同一批次、相同主药为原则分篮摆放,然后两人贴签,两人摆药	每组按照打印好的批次汇总单,一人准备溶媒,另一人准备药品。药品均以相同批次、相同主药为原则分篮摆放,完成后交叉复核,根据汇总单逐一核对溶媒和药品名称、规格及数量,无误后签名确认。贴签时,贴签人员按照标签信息将输液标签贴在相应溶媒上,并按规定放入特定批次颜色的药篮内。核对人员接收贴好输液标签的药篮,检查标签上药品的名称、剂量、规格、数量等是否正确,确认无误后,将正确药品和溶媒一起放在同一药篮里,按输液标签所列批次、相同主药为单位,将摆好的药篮按要求摆放至摆药架上。每批次药品摆完,摆药数量与准备数量一致,药品与溶媒无剩余后,将该批次药品传入核对间待传递区,摆药桌清场,再进行下一批次摆药

参考文献

[1] 乔伟立,苏治国,朱莉,等.多环节质量管控在减少 PIVAS 退药中的应用实践[J].中国药房,2015,26(16):2236-2238.

[2] 丁亦凡,金岚,陆晓彤,等.静脉用药调配中心药品损耗原因分析与改进措施[J].儿科药学杂志,2017,23(11):36-39.

实用案例 38　静脉泵注药品的调配方法分享

案例来源

　　重庆医科大学附属儿童医院作为西部地区第一家大型综合性儿科医院,静脉给药中泵注(一种由微量泵电脑控制的定容型输液设备,能将注射器内的少量液体和药物精确恒定、持续地泵入体内)总静脉给药的 1/3,特别是新生儿、重症监护室、低龄幼儿、心血管内外科,给药速度必须严密监控[1],大部分医嘱给药途径均采用泵注给药。儿科要建立 PIVAS,必须承接泵注药品的调配,泵注药品如何调配?

方法分享

　　1)一次性盛装容器的选择

　　静脉泵注药品采用的是微量泵电脑控制的定容型输液,药品的盛装容器必须是与输液泵相匹配的注射器[2]。因此本院静脉泵注药品全部采用一次性注射器调配[1],医嘱剂量超过 50 mL 时,临床用前使用一次性注射器分量抽取,见表 38-1。

表 38-1　一次性盛装容器的选用原则

医嘱用药剂量范围/mL	选用一次性注射器的规格
0~15	20 mL
15~50	50 mL
>50	用相同溶媒软袋调配,临床使用前 再用一次性注射器分量抽取

　　2)调配终剂量的规定

　　PIVAS 运行之初,通过护理部、医务处、PIVAS 三方沟通,达成静脉泵注药品医嘱调配终剂量统一标准:调配后终剂量=溶媒总剂量。

3）操作流程

①药品调配操作流程。

静脉泵注药品调配操作与新生儿静脉用药调配操作略有不同,有部分药品可直接使用一次性注射器调配,少部分药品需稀释成一定浓度后再调配[3],举例说明:盐酸氨溴索注射液 2 mL：15 mg/支,6 岁以下儿童每次用量 7.5 mg,6 岁以上儿童每次 15 mg,早产儿及新生儿的婴儿呼吸窘迫综合征（IRDS）的治疗每次 30 mg/kg,调配时直接用 2 mL 的注射器抽取原液,加入到已准备好的溶媒（医嘱总量−药品剂量）的注射器中即可;酚妥拉明注射液 1 mL：10 mg／支,儿童常用量 0.15 mg/kg,调配时无法用注射器精准抽取原液调配,需先将酚妥拉明注射液 1 mL 用医嘱溶媒稀释至 10 mL,再根据医嘱用量用 1 mL 或 2 mL 注射器抽取已稀释药品,加入到已准备好的溶媒（医嘱总量−稀释后应抽取的药品剂量）的注射器中即可。

②主辅调配操作流程。

a.贴输液标签[3],按医嘱抽取溶媒。

两人同台,两人同时准备,一次一种药品,调配前扫描计费,将药品放置在操作台中区内侧,按医嘱终剂量准备相应盛装注射器和调配用注射器,将输液标签贴在盛装注射器上,用盛装注射器抽取需要量溶媒,盛装溶媒的注射器与溶媒一一对应,准备好调配注射器[4-5]。

b.操作核对。

两人交换位置,检查注射器输液标签上的药品与摆放药品是否一致,溶媒类别、剂量是否正确,无误后消毒调配。调配好的药品按序摆放在操作台中区中间位置。

c.操作后核对。

两人再次交换位置,检查调配后药品终剂量、成品颜色,核对医嘱标签药品剂量与空瓶数量,无误后放入专用铺好一次性治疗巾的小塑料箱内,空瓶用药篮装好,一起放在操作台后面的治疗车上,待质量检查人员核对后传出调配间。

静脉泵注药品的调配方法与静脉滴注药品的调配方法基本相同,只是多了调配前溶媒抽量步骤,调配中溶媒量核对,调配后终剂量检查,具体区别见表 38-2。

表 38-2　静脉泵注药品与静脉滴注药品配置方法比较

操作环节	静脉泵注药品	静脉滴注药品
标签打印	按主药、溶媒顺序分内、外科批次打印	按主药、溶媒顺序分内、外科批次打印
摆药	药品按剂量汇总准备一种药品对应一个药篮,将输液标签放入相同药品的药篮内	药品按剂量汇总后分类准备,溶剂按整瓶数量分类汇总,核对药品和溶剂无误后,一人贴签、一人将药品放入有已贴签溶剂的药篮内
调配前准备	按医嘱终剂量准备相应盛装注射器和调配用注射器,将输液标签贴在盛装注射器上,用盛装注射器抽取需要量溶媒,盛装溶媒的注射器与溶媒一一对应	检查药品和溶媒与标签是否一致,将药品与贴好标签的溶媒一一对应,准备好调配使用注射器
调配中核对	检查注射器输液标签上的药品与摆放药品是否一致,溶媒类别、剂量是否正确,无误后消毒调配	检查药品摆放数量与溶媒是否正确,无误后消毒调配
调配后复核	检查调配后药品终剂量,核对医嘱标签药品剂量与空瓶数量,检查成品质量	核对医嘱标签药品剂量与空瓶数量,检查成品质量
输液成品核对	检查颜色、药品性状、配制后终剂量/体积	检查颜色、药品性状、配制后终剂量
打包装箱	根据一次性注射器的大小按顺序摆放在专用小药箱内,上下铺一次性无菌治疗巾覆盖后封盖,放入配送箱最底层,加锁	直接用打包袋打包好后放入配送箱,加锁

参考文献

[1] 蔡卫民,袁克俭.静脉药物调配中心使用手册[M].北京:中国医药科技出版社, 2005:9.

[2] 王建安.JCI评审攻略:100招提升医院质量与安全[M].北京:光明日报出版社,2013:11.

[3] 黄晓英,陈添.我院 PIVAS 新生儿静脉用药集中调配工作模式探讨[J].中国药房,2018,29(14):1890-1894.

[4] 黄晓英,彭小平,黄丽红.分类安排医嘱标签在降低静脉药物调配中心摆药差错的效果分析[J].儿科药学杂志,2020,26(11):41-44.

[5] 姜媛媛,尤海生,张亚婷,等.静脉药物调配中心一次性注射器的合理应用[J].护理学杂志,2013,28(18):56-57.

实用案例 39　静脉泵注药品的贴签方法

案例来源

　　静脉泵注药品除调配工作外,标签大小、内容和贴签的方法也需要仔细考虑。标签太大时 20 mL 注射器将被完全包裹,标签太小时关键内容无法显示。此外,贴签的位置也需要方便临床使用和检查。

方法分享

　　1)标签大小的选择

　　①测量 20 mL 注射器的周长,标签的宽度必须小于 20 mL 注射器的周长。

　　②从 20 mL 注射器针尾底部开始,测量到注射器 15 mL 刻度位置,泵注药品的标签长度必须小于此长度。

　　经过多次调整,泵注药品的标签大小为:30 mm×40 mm。

　　2) 标签内容

　　标签内容如图 39-1 所示。

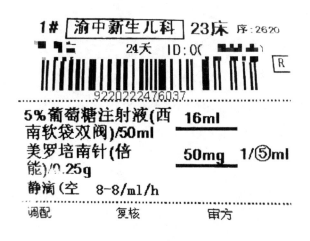

图 39-1　标签内容

3）贴签方法

①调配泵注药品医嘱总量<13 mL，或泵注药品医嘱总量≤48 mL，沿 20 mL 或 50 mL 注射器的针尾贴，标签覆盖注射器刻度线，位于刻度线中线位。

②调配泵注药品医嘱总量：13 mL<调配总量≤15 mL，或 48 mL<调配总量≤50 mL，沿 20 mL 或 50 mL 注射器的针尾预留 2 mm 长度的位置贴，需将注射器刻度预留部分出来。

③有两张及以上标签，贴签方式参照上述两个医嘱总量相似的贴签方法，所有标签并排贴。

实用案例 40　如何防止静脉泵注药品漏液？

PIVAS 集中调配的药品主要为"静滴"和"静推"两种给药途径,其中给药途径为"静推"的药物使用泵入给药的方式给药,特别是新生儿科、心血管内外科和重症监护室的低年幼儿,给药速度必须严密监控[1],大部分医嘱给药途径均为"静推",占 PIVAS 调配总量的 1/3。此类泵入给药的调配方法及配送对保证调配质量至关重要[2]。

1) 调配环节

①一次性盛装容器的选择(见实用案例 38)。

②调配方法:调配后针头更换成侧孔针头;调配时将空气排空后再回抽,预留1 mL 的空气;调配后单独传出,不能与其他给药途径不同的药品混装。

2) 成品核对环节

PIVAS 药师在核对泵入药品时,认真核对泵入药品调配后终剂量,发现一次性注射器前有渗出液体应立即更换侧孔针头,在所有"静滴"的药品打包完成后再对"静推"的药品进行分拣,分拣时平拿平放,避免丢、扔等情况发生,分拣完后立即打包装箱。

3) 打包装箱环节

PIVAS 根据注射器的放置要求定做了专用配送小塑料箱(20 mL 空针针栓全部拉出的长度为推针包装箱宽度,50 mL 空针针栓全部拉出的长度为推针包装箱长度)。配送小药箱每天固定用消毒液(84 消毒液和健之素每月交替使用)浸泡消毒。每周按照院感要求对小药箱进行物体表面抽样检查,连续两月使用不同的消毒液后监测菌落数均无菌,见表 40-1。小药箱使用前用 75% 酒精擦拭消毒,铺一次性治疗巾,调配完成后成品放入小药箱内传出调配间,待药师进行成品核对。药师将已核对的成品根据一次性注射器的大小按顺序摆放,最后用一次性治疗巾覆盖后封盖,放入配送箱内[3]。

表 40-1　连续两月使用含氯消毒液消毒小药箱后物表菌落数监测结果

消毒液名称	第 1 周细菌数 /(cfu·m^{-3})	第 2 周细菌数 /(cfu·m^{-3})	第 3 周细菌数 /(cfu·m^{-3})	第 4 周细菌数 /(cfu·m^{-3})
84 消毒液	0	0	0	1
健之素	0	0	0	0

参考文献

[1] 汤磊,李智平.儿科静脉药物配置的问题及药师的作用[J].儿科药学杂志, 2011,17(6):55-56.

[2] 吴永佩,焦雅辉.临床静脉用药调配与使用指南[M].北京:人民卫生出版社, 2010:93.

[3] 黄晓花,戴晓娜,吕娜.JCI 评审下的医院质量监控指标体系构建及运作[J].中国医院管理,2014,34(2):43-44.

实用案例 41　新生儿药品调配方法

案例来源

　　重庆医科大学附属儿童医院一共有四个新生儿病房(渝中院区新生儿病房、两江院区新生儿一病房、两江院区新生儿二病房、两江院区新生儿外科病房),渝中院区新生儿病房共 60 张床位,两江院区新生儿一病房共 146 张床位(140 张普通床位+6 张监护床),两江院区新生儿二病房有 125 张床位,两江院区新生儿外科病房有 60 张床位。为保障新生儿用药安全,静脉药物调配中心借鉴病区原调配模式,请新生儿病区护士到 PIVAS 指导调配,历经半年时间,将新生儿静脉用药的长期医嘱成功地纳入 PIVAS 进行集中调配。

方法分享

　　1)医嘱审核

　　新生儿医嘱审核主要根据药品说明书,其次参照《儿科常见疾病诊疗指南》《实用新生儿学》,结合临床科室用药习惯及特殊情况,按照超说明书使用规定纳入本院《处方集》的药品剂量作为标准。要求所有医嘱均有患儿体重、给药速度,医嘱审核时严格按体重计算用药量,按滴速计算每小时给药量,按给药量调整批次[1]。

　　2)标签打印

　　因新生儿机体发育未成熟,病情复杂且变化多,有可能因病情变化将长期医嘱停止后重新开具新的医嘱,夜间停药医嘱量占总医嘱量的 10% 左右。为避免停药医嘱引起的退单,增加摆药和调配人员的负担,新生儿长期医嘱提取审核并批次调整完成后,标签由第二天早班人员将当日新医嘱处理完成后,再一起打印标签,停药医嘱不打印。

　　3)调配方法

　　新生儿静脉用药采取按主药调配(将所有病区同一种药品放在一起集中调配)的模式进行,只是将新生儿病区作为单独的一组,按照先预配后调配到量的方式调配。配置后稳定性相对好的药品(调配后保存时间在 4 h 以上)采用预配液的方法调配,调配后保存在 4 h 以下者进行单瓶调配。调配完成后立即核对、打包装箱,优先配送[2]。全部药品在抗生素调配间进行,使用 2 个生物安全柜进行调配。按照主辅调配方式,两人一组一个操作台,一人将医嘱标签贴在一次性注射器上,按照医嘱终剂量(体积)的调配方法(药品为粉针剂时医嘱终剂量=溶媒剂量;药品为水针剂时医嘱终剂量=溶媒量+药品剂量),将按照预配方案后剩余溶媒量抽取到注射器内;另一人准备预备液。药品预配采用三种方法,具体操作详见表 41-1,不需要预配的药品按照医嘱用量直接调配。两人将各自工作完成后交换位置复核,检查无误后按照单药进行调配,每调配完一组药品后交换位置相互核对调配剂量,确认无误后签字,将调配完成的药品放在药箱内[3]。

表 41-1　新生儿药品调配操作方法

预配模式	操作方案	选取稀释容器	具体操作方法
中浓度集中预配法	定量分取定量稀释	选取与医嘱相同溶媒的100 mL可立袋作稀释液	单种药品按照一定剂量 mg/mL 的量计算,首先计算相同溶媒药品剂量和需要作稀释液溶媒量,然后抽取稀释液溶解西林瓶中药品,将溶解完全的药品抽取到稀释液中形成中浓度,再根据医嘱用量取中浓度药品剂量注射到贴签后配好溶媒的注射器内
单瓶定容预配法	定量分取定量稀释		直接抽取相同溶媒 5 mL 将药品稀释备用,需要多少取多少
终浓度集中预配法	定量分取	选取与医嘱相同溶媒的100 mL可立袋作稀释液	根据医嘱用量,按照 mg/mL 药品的量计算,首先计算相同溶媒药品剂量和需要作稀释液溶媒量,然后抽取稀释液溶解西林瓶中药品,将溶解完全的药品抽取到稀释液中形成终浓度,再根据医嘱用量取终浓度药品剂量在一次性注射器内,贴上医嘱标签即可

参考文献

[1] 汤磊,李智平.儿科静脉药物配置的问题及药师的作用[J].儿科药学杂志,2011,17(6):55-56.

[2] 胡晓欣.JCI 标准下 PIVAS 24 h 工作模式探讨[J].北方药学,2014,11(11):184-185.

[3] 李静,范静,高珊珊,等.我院静脉用药调配中心的标准化工作模式实践[J].中国药房,2015,26(13):1865-1867.

实用案例 42 儿科抗菌药物集中调配方法

案例来源

抗生素类注射剂多为注射用无菌粉末,使用时需先用生理盐水或注射用水或专用溶媒将其充分溶解[1],固态的粉剂药物表面吸附有气体,在加入溶媒溶解时,吸附在固体药物表面的气体解析,解析后的粉剂药物和水分结合,并逐渐向液体内移动完成溶解[2],溶解过程中溶液可能会产生气泡以及温度等变化,从而影响粉剂药物溶解后的剂量。由表 42-1、表 42-2 可知,大部分药品溶解后剂量均发生了变化,增量 2%~15% 不等,相同条件下溶解后剂量增量有微小变化,绝大部分粉剂抗生素溶解后会有不同程度的剂量增加,部分药物增量幅度比较小,对临床给药剂量影响不大。但一些增量幅度比较大的药物,单位体积药物浓度相对稀释,按照溶解前溶剂的量来计算给药剂量会影响准确性。有多项研究表明[3-6],给药剂量错误是用药差错的最常见类型,说明药品溶解后剂量变化的影响已经引起了临床重视,护理大多从调配技巧和管理的角度去规避此种给药剂量错误,无法给出统一的调配标准。PIVAS 成立的主要目的就是保证患者用药安全,给药剂量准确是用药安全的首要条件,确保剂量准确的处理方法急需得到关注和解决。

表 42-1 0.9%氯化钠注射液溶解后体积变化

药品名称	溶媒体积 /mL	溶解后体积 /mL, $\bar{x} \pm s$	变异系数 /CV
注射用头孢硫脒(仙力素)	5	5.630±0.010	0.174%
注射用五水头孢唑林钠(新泰林)	5	5.300±0.046	0.880%
注射用头孢唑肟钠(英曲)	5	5.440±0.015	0.275%
注射用头孢唑肟钠(益保世灵)	5	5.220±0.077	1.460%
注射用盐酸头孢吡肟(信力威)	5	5.530±0.075	1.339%
注射用哌拉西林钠他唑巴坦钠(贝夫宝)	5	5.350±0.054	1.005%

续表

药品名称	溶媒体积/mL	溶解后体积/mL, $\bar{x}\pm s$	变异系数/CV
注射用哌拉西林钠他唑巴坦钠(联邦他唑仙)	5	5.750±0.065	1.153%
注射用头孢哌酮钠舒巴他钠(舒普深)	5	5.830±0.016	0.276%
注射用美罗培南(倍能)	5	5.080±0.043	0.855%
注射用拉氧头孢(噻吗灵)	5	5.120±0.015	0.291%

表 42-2 灭菌注射用水溶解后体积变化

药品名称	溶媒体积/mL	溶解后体积/mL, $\bar{x}\pm s$	变异系数/CV
注射用头孢硫脒(仙力素)	5	5.640±0.017	0.294%
注射用五水头孢唑林钠(新泰林)	5	5.220±0.017	0.319%
注射用头孢唑肟钠(英曲)	5	5.380±0.022	0.412%
注射用头孢唑肟钠(益保世灵)	5	5.200±0.052	1.015%
注射用盐酸头孢吡肟(信力威)	5	5.480±0.061	1.106%
注射用哌拉西林钠他唑巴坦钠(贝夫宝)	5	5.260±0.022	0.428%
注射用哌拉西林钠他唑巴坦钠(联邦他唑仙)	5	5.600±0.030	0.514%
注射用头孢哌酮钠舒巴他钠(舒普深)	5	5.600±0.046	0.820%
注射用美罗培南(倍能)	5	5.040±0.030	0.591%
注射用拉氧头孢(噻吗灵)	5	5.106±0.008	0.160%

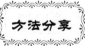

方法分享

单瓶定容定量调配方法:固定预溶药品溶解后总剂量为 5 mL(难溶药品需

10 mL时,准备注射器5 mL换成10 mL),准备1个5 mL注射器做容器,1个1 mL微量注射器定量,先用5 mL注射器抽取医嘱标签上相同溶媒4 mL,注入抗菌药物粉针剂中,使其充分溶解,用相同注射器回抽溶解后的药品,西林瓶内无残留液体,读取溶解后药品剂量,剩余剂量再用1 mL微量注射器抽取溶媒后直接添加到5 mL注射器中至5 mL,药品震荡均匀后按医嘱剂量调配。

参考文献

[1] 周世娟,郎云琴,叶美花,等.应用六西格玛方法减少瓶装药物配制后残留量[J].护理学报,2006,13(11):4-5.

[2] 李小寒,尚少梅.基础护理学[M].北京:人民卫生出版社,2010:253.

[3] 王玉蓉,田景振.物理药剂学[M].北京:中国中医药出版社,2010:96,13-137.

[4] 许晓云,万红,王翠琴.压力与温度对粉剂药物溶解速度的影响[J].中华护理杂志,2011,46(10):999-1000.

[5] 宋白娟,邱梅英,何美香.临床用药护理差错现状的调查[J].护理学杂志,2011,26(19):41-44.

[6] 张禹.小儿静脉输液时常见药量丢失原因及对策[J].护士进修杂志,2008,23(23):2199-2200.

实用案例 43　儿科小剂量营养液调配方法

案例来源

　　新生儿病区收治患儿多,病种复杂,大部分患儿的营养供给需通过肠外营养液。小剂量(给药剂量小于 500 mL)的肠外营养液调配占所有营养液调配量的3/4。

方法分享

　　1)包装容器的选择

　　①鉴于儿童尤其是新生婴幼儿所需全肠外营养(Total Parenteral Nutrition,TPN)用量较小,多是输液泵控制输注,应根据当组 TPN 总量选择合适的容器盛装。

　　②当 TPN 总量≤160 mL 时,选用 50 mL 10%葡萄糖输液袋/瓶,按医嘱抽弃多余的液体后留作容器。

　　③当 160 mL≤ TPN 总量≤280 mL 时,选用 250 mL 10%葡萄糖输液袋/瓶,抽弃多余的液体后留作容器。

　　④当 280 mL≤ TPN 总量≤500 mL 时,选用 500 mL 10%葡萄糖输液袋/瓶,抽弃多余的液体后留作容器。

　　⑤当 500 mL≤ TPN 总量≤2 000 mL 时,选用 2 L 肠外营养成品输液袋。

　　⑥再次检查所有选定的容器,在配置前均应检查应在效期内,包装应密封完整。

　　2)调配操作

　　①根据医嘱计算 TPN 总量,选择主溶媒合适规格的成品为输液袋/瓶,准确调整至医嘱需要量的基础溶媒,再将含磷酸盐药物制剂按医嘱量加入其中,每加入一种药物后在标签相应药名处打√,混匀后形成 1 号液。

　　②取合适容量的注射器,将医嘱量的氨基酸缓慢加入上述 1 号液中,充分混匀,形成 2 号液,再准确抽取不含磷酸盐的电解质、微量元素等医嘱量的药物,分别缓慢加入 2 号液,每加入一种药物后在标签相应药名处打√,轻轻拌匀即得 3

号液。

③取合适容量的注射器,抽取水溶性维生素与脂溶性维生素充分混匀后加入到脂肪乳剂药瓶中,每加入一种药物后在标签相应药名处打√,混匀形成4号液。

④将4号液缓慢加入3号液中并轻轻振摇混匀,形成5号液,检查是否有变黄、分层、乳化等外观性状异常现象发生(一旦出现应弃取,并立即查找原因加以解决后重配),若无异常即得TPN准成品。

⑤再次核对输液标签与所加入药物的名称、剂量是否准确一致,无误后签字以示确认并在指定的统一位置贴上标签,将输液成品通过传递窗送出,待核对药剂师核对。

⑥成品核对岗药师应仔细检查包装袋尤其是加药口(瓶口)有无渗漏、液体有无变色、浑浊、沉淀等现象,如有则须丢弃。核对结束后,将静脉营养输液袋装入输液运送箱中由运输工人送至病区。

⑦胰岛素制剂不得提前加入TPN中,需随成品一起打包,在输注前临时加入,以避免丧失活性。

⑧含磷制剂与二价阳离子或钙剂一起添加进营养液中时,如果仅有含磷制剂(甘油磷酸钠、复合磷酸氢钾)或仅含有二价阳离子(Mg^{2+}、Ca^{2+})时,添加顺序都是加入1号液中与溶媒混合稀释,再依次序添加之后的药物。

⑨如果需要同时添加含磷制剂(甘油磷酸钠、复合磷酸氢钾)与二价阳离子时,添加顺序为:溶媒+二价阳离子(摇匀)+部分氨基酸+用40 mL氨基酸在空针中稀释的含磷制剂(摇匀)+其余药品,部分氨基酸=氨基酸总量-40 mL氨基酸。

实用案例 44　化疗药主辅调配方法

案例来源

　　儿科化疗药不是很多,实行标准的双人同台调配比较费时,生物安全柜放置两个 8 L 利器盒、大水桶后,空间位置窄小,不便于双人同台操作;为避免环境污染,也为了减少仓内、仓外核对人员核对成品时被污染的可能性,因此,化疗药实行一主一辅调配操作模式。

方法分享

　　1)按操作流程穿戴好调配化疗药的防护用品

　　①进入一更:换洁净拖鞋;按六步洗手法洗手;烘干手。

　　②进入二更:戴双层口罩(或 N95 口罩),穿四连体洁净服,穿戴适合大小的医用手套,免洗手液润湿双手。

　　③进入化疗药品调配间。

　　④到化疗药品调配区(6 号/7 号生物安全柜),做好个人防护,戴双层口罩、穿一次性手术衣、戴双层医用手套。

　　2)配置前准备工作

　　①主配人员准备工作。

　　a.用浸 75%酒精灭菌纱布擦拭生物安全柜,方向:顶部→四壁→台面;顺序:从上到下,从里向外。铺一次性手术垫。

　　b.用灭菌纱布浸 75%酒精纱布擦拭圆珠笔、签章、多功能安瓿开瓶器、剪刀、利器盒、小水桶、小白桶等。

　　c.小白桶套上双层黄色垃圾袋。

　　d.按洁净度分别放置于操作台的相应分区内,利器盒与小白桶放于中间内区,小水桶放于中间中区,其他物品放于中间外区。生物安全柜的前窗拉至安全线以下然后准备正式配置化疗药品。

②辅助人员准备工作。

a.接收传递窗内化疗药品。

b.辅助调配人员对药品进行扫描计价,并进行查对:配置药物与所配批次是否相符;溶媒及药物名称、规格和实际数量是否与标签一致;药品之间、药品与溶媒是否相容或存在配伍禁忌。

3)配置

①辅助调配人员:查对无误后的药品进行扫描计价。按照标签实际数量摆放药品数量,非整袋用量的溶媒按医嘱使用量准备,抽去多余溶媒,整齐摆放在调配仓内供主调配人员使用,准备与之匹配的注射器。

②主调配人员:配置前核对已摆放溶媒及药物名称、规格和实际数量是否与标签一致,无误后进行化疗药品调配工作(如药品溅到手套上,用酒精浸湿的纱布擦拭)。

③配置完成后在配置行签字,药瓶放置于成品旁,待辅助调配人员核对无误后丢弃。如遇安瓿内有剩余药品,应抽至注射器内,放置于成品旁,供辅助调配人员核对。

④辅助调配人员检查调配完成后的剩余药品剂量,包括空瓶、西林瓶余量及安瓿内的药品余量是否正确;确认无误后将西林瓶丢弃到双层黄色垃圾袋中,注射器内的余液注入至废弃的西林瓶中丢弃到双层黄色垃圾袋内;安瓿、注射器针头丢弃到利器盒;针筒放入双层黄色垃圾袋中。

⑤辅助人员在成品复核行签字及时间,用适宜的打包袋打包(化疗成品药实行单药单打包模式进行打包)。

⑥打包好的化疗成品药传出传递窗。

4)配置后清场工作

①所有化疗药物配置结束后进行生物安全柜的清场工作。

a.先用无菌纱布蘸清水擦拭操作台:方向是顶部→四壁→台面,顺序是从上到下、从里向外。

b.再用75%酒精浸无菌纱布按上述顺序进行。

c.对于可拆取的回风槽,清洗步骤为:取出回风网,掀起台面,先用清水,再用75%酒精浸纱布擦拭回风槽。

d.清洗消毒完操作台后,通风至少20 min后再关风机,开紫外线灯照射半小时。

e.所有调配后用物分类打包(如口罩、一次性手术衣、吸水垫、4 L利器盒等),

用双层黄色垃圾袋套好,并注明"化疗垃圾"字样。

②归类使用后的用物并补齐配置化疗药品所需用物。

③完善相应记录。

④将输液成品通过传递窗送出,待核对药剂师再次核对。

实用案例 45　特殊药品的调配方法分享

头孢他啶与头孢替安中均有缓冲试剂无水碳酸钠，使用适宜液体溶解时，头孢他啶及头孢替安在泡腾溶解时会释放出大量 CO_2，如果操作不当，会在密闭的药瓶中形成较高的正压。同时，因药品溶解而产生的泡沫在破裂后会在瓶内形成小液滴。在这种较高的压力下，瓶内的 CO_2 气体会携带着小液滴从橡胶塞的针孔处飞溅出来，飞溅的药液不仅会污染配制环境，也会造成药品总量减少，药液浪费，还会破坏药瓶的密闭环境，最终影响药物的治疗效果[1]。

针对一些难溶性药品在溶解中出现的问题，PIVAS 调配药师拟出了一些调配操作小技巧。

①调配中胶塞易脱落、掉屑的药品，如注射用丁二磺酸腺苷蛋氨酸调配时，因其瓶塞部分两边高，在进行药液抽取的过程中，药液经常会积累在瓶塞低陷的位置，因此需要采取斜穿针头的吸取方法，针头以一定的斜率进入瓶塞，倾斜西林瓶，将针尖斜靠在瓶颈壁药液聚积的位置进行抽吸。

②注射用多索茶碱调配时，如果预溶液剂量小于 5 mL，振摇几分钟后还有絮状物未溶解，则在溶解注射用多索茶碱时至少抽取 5 mL 溶媒，也可选择注入10 mL 生理盐水并静置一段时间，或注入 5 mL 生理盐水强力振摇。

③配置谷胱甘肽（阿拓莫兰）等难溶解的药品，溶媒加入后静置几秒再振摇，因谷胱甘肽针容易成团，成团后不管是放置在振摇器上还是手动振摇，都不容易溶解，而加入溶媒后静置几秒再振摇就不易出现成团现象，加快溶解速度。

④维生素 K_1 注射液等容易产生气泡的药品，调配小剂量维生素 K_1 时，先抽取溶媒 4 mL 到注射器内，再抽取维生素 K_1 会减少气泡的产生，使调配剂量更准确。

⑤头孢替安、头孢呋辛等难溶性抗菌药物，溶解时需加入≥5 mL 的溶媒，注入溶媒后需立即振摇，否则药粉将不能溶解。

⑥头孢唑肟、头孢哌酮等药品,注入溶媒溶解时,会有少量难溶颗粒(疑似药品辅料),先初步溶解后再放在振荡器上振摇使其完全溶解。

⑦甲泼尼龙针等自带溶媒的药品,按下自带溶剂后,需轻轻振摇或放置一段时间才能溶解。

⑧注射用利福平注射剂等大剂量抗菌药物,一般加入 7.5~9 mL 溶媒稀释药品,需要长时间振摇才能完全溶解。

⑨环磷酰胺针等化疗药,一般加入 10 mL 生理盐水进行溶解,初步溶解后往往还有一些小颗粒不能完全溶解,需手动振摇一段时间才能完全溶解。推荐拿握住药瓶,利用体温略微加温,提高温度后药品能很快完全溶解。

⑩多柔比星针,一般加入 ≥5 mL 溶媒溶解,溶解后会有丝状未溶药物,需长时间振摇或静置才能完全溶解。

⑪溶解后易产生 CO_2 的药品,先用注射器抽取瓶内 10 mL 空气,将瓶内抽至负压再加入溶媒。这样溶解时释放的 CO_2 使瓶内压基本与大气压一致,药瓶最终不会形成高正压,瓶内药液也不会发生喷溅。

参考文献

[1] 冯日珍,丁美松,宫丽梅.头孢他啶等溶解的产气药物的安全制备方法[J].天津护理,2003,11(5):240.

实用案例 46 药品稀释方法分享

案例来源

重庆医科大学附属儿童医院 PIVAS 在系统维护时,标签显示有两种量——医嘱量和调配量,调配量一栏将所有药品都维护成稀释 5 mL 后需抽取的预溶量,导致大容量液体调配时需要计算,小剂量药品原本可以直接按医嘱剂量调配的,根据标签显示剂量还需要再次稀释后添加,有部分粉针剂 5 mL 无法溶解完全,需要添加 7.5 mL 或 9 mL、10 mL 预溶液,这几种情况均需要调配人员后期计算,易造成调配剂量错误[1]。为避免此种差错的发生,让调配人员按标签调配量直接调配,我院 PIVAS 将药品预溶方法、预溶量做了统一规定。

方法分享

从系统维护着手,将药品分为粉针剂和水剂,粉针剂药品按照原有方式,即医嘱量显示医嘱需要药品剂量,调配量维护成稀释 5 mL 后需抽取的预溶量。水剂药品则分两种情况:

①药品调配时医嘱剂量抽取方便、不需要稀释可直接抽取的药品,调配量与医嘱剂量一致,可直接抽取原液调配,见表 46-1。

表 46-1 不需要稀释可直接抽取的药品(药物原液配置)

药品名称	药品规格	预溶量
丙嗪注射液	1 mL：25 mg	1 mL
异丙嗪注射液	1 mL：25 mg	1 mL
甲磺酸多拉司琼注射液(立必复)	1 mL：12.5 mg	1 mL
盐酸消旋山莨菪碱注射液	1 mL：10 mg	1 mL
维生素 K_1 注射液	1 mL：10 mg	1 mL

续表

药品名称	药品规格	预溶量
利巴韦林注射液	1 mL：100 mg	1 mL
盐酸纳美芬(乐萌)注射液	1 mL：0.1 mg	1 mL
盐酸氨溴索(国瑞)针	2 mL：7.5 mg	2 mL
甘露聚糖肽(多抗甲素)注射液	2 mL：5 mg	2 mL
维生素 B_6 注射液	2 mL：50 mg	2 mL
喜炎平注射液	2 mL：50 mg	2 mL
昂丹司琼(恩丹西酮)注射液	2 mL：4 mg	2 mL
三磷酸腺苷二钠注射液	2 mL：20 mg	2 mL
氨溴索针(伊诺舒)	2 mL：15 mg	2 mL
盐酸氨溴索(氨溴索)针	2 mL：15 mg	2 mL
丹参酮 IIA 磺酸钠针(诺新康)	2 mL：10 mg	2 mL
肌苷注射液	2 mL：100 mg	2 mL
维生素 B_6 注射液	2 mL：100 mg	2 mL
异烟肼注射液	2 mL：100 mg	2 mL
酚磺乙胺注射液	2 mL：0.5 g	2 mL
维生素 C 注射液	2 mL：0.5 g	2 mL
硫酸阿米卡星注射液	2 mL：0.2 g	2 mL
西咪替丁注射液	2 mL：0.2 g	2 mL
克林霉素(莱美特宁)注射液	2 mL：0.15 g	2 mL
复合磷酸氢钾注射液	2 mL	2 mL
脑苷肌肽注射液(欧迪美)	2 mL	2 mL
脾多肽(创特保)注射液	2 mL	2 mL
盐酸伊立替康注射液(立顺依)	2 mL：40 mg	2 mL

药品名称	药品规格	预溶量
奥硝唑注射液	3 mL : 0.5 g	3 mL
美司钠(美安)注射液	4 mL : 0.4 g	4 mL
依托泊苷(足叶乙甙)注射液	100 mg	5 mL
盐酸帕洛诺司琼注射液(诺威)	5 mL : 0.25 mg	5 mL
盐酸帕洛诺司琼注射液(欧赛)	5 mL : 0.25 mg	5 mL
左乙拉西坦注射用浓溶液(普利舒坦)	5 mL : 500 mg	5 mL
左卡尼汀注射液(可益能)	5 mL : 1 g	5 mL
奥拉西坦注射液(倍清星)	5 mL	5 mL
小牛血清去蛋白(奥德金)注射液	5 mL	5 mL
米力农(凯必安)注射液	5 mL	5 mL
米力农注射液	5 mL	5 mL
顺铂注射液(诺欣)	30 mg	6 mL
5%碳酸氢钠注射液	10 mL	10 mL
克拉屈滨注射液	10 mL : 10 mg	10 mL
多种微量元素注射液(I)	10 mL	10 mL
甘油磷酸钠(格利福斯)注射液	10 mL : 2.16 g	10 mL
热毒宁注射液	10 mL	10 mL
痰热清注射液	10 mL	10 mL
10%氯化钾注射液	10 mL	10 mL
10%葡萄糖酸钙注射液	10 mL	10 mL
25%硫酸镁注射液	10 mL	10 mL
浓氯化钠注射液(10%氯化钠注射液)	10 mL	10 mL
氨基己酸注射液	10 mL : 2 g	10 mL

续表

药品名称	药品规格	预溶量
氨茶碱注射液	10 mL : 2 g	10 mL
卡铂(波贝)注射液	100 mg	10 mL
氟尿嘧啶注射液	0.25 g	10 mL
复方甘草酸苷注射液(美能)	20 mL	20 mL
小儿复方氨基酸 19AA-I 注射液	20 mL	20 mL
50%葡萄糖注射液	20 mL	20 mL
小儿复方氨基酸 18AA-I(凡明)注射液	20 mL	20 mL
盐酸精氨酸注射液	20 mL : 5 g	20 mL
注射用替莫唑胺(艾尼妥)	40 mL : 0.1 g	40 mL
果糖二磷酸钠注射液	5 g	50 mL
丙氨酰谷氨酰胺注射液	50 mL	50 mL
氟康唑氯化钠注射液(0.1 g)	50 mL	50 mL
氨基己酸氯化钠注射液	100 mL : 4 g	100 mL
左氧氟沙星氯化钠(可乐必妥)注射液	100 mL : 0.5 g	100 mL
氟康唑氯化钠(克极)注射液	100 mL : 0.2 g	100 mL
氟康唑氯化钠注射液	100 mL : 0.2 g	100 mL
环丙沙星氯化钠注射液(聚丙烯)	100 mL : 0.2 g	100 mL
乳酸左氧氟沙星氯化钠注射液(精立康)	100 mL : 0.2 g	100 mL
甲硝唑氯化钠注射液(双管双阀软袋)	100 mL : 0.5 g	100 mL
奥硝唑氯化钠(内德滋)注射液	100 mL : 0.25 g	100 mL
小儿复方氨基酸 19AA-I(久伴)注射液	100 mL	100 mL
脂肪乳(英脱利匹特)注射液	100 mL	100 mL
中/长链脂肪乳(力邦特)注射液	100 mL	100 mL

续表

药品名称	药品规格	预溶量
中/长链脂肪乳(世新)注射液	20%×100 mL	100 mL
力保肪宁(中/长链脂肪乳)注射液	20%×100 mL	100 mL
碳酸氢钠注射液(塑料瓶)	250 mL	250 mL

②高危药品或大规格药品,调配时需稀释后才能准确调配的药品,系统维护时调配量一栏维护成"预溶量/预溶剂量",见表46-2、图46-1。

表46-2　需稀释后才能调配的药品

药品名称	药品规格	预溶量
纳洛酮注射液(优丁林)	1 mL : 0.4 mg	5 mL
盐酸纳洛酮注射液	0.4 mg	5 mL
酚妥拉明注射液	10 mg	5 mL
低分子量肝素钙(博璞青)针	6 000 iu	5 mL
肝素钠注射液	1.25 WU	5 mL
高三尖杉脂碱注射液	1 mg	5 mL
米托蒽醌(米西宁)注射液	2 mg	5 mL
顺铂注射液(诺欣)	30 mg	5 mL
盐酸多巴胺注射液	20 mg	5 mL
盐酸多巴酚丁胺注射液	20 mg	5 mL
盐酸肾上腺素注射液	1 mg	5 mL
重酒石酸去甲肾上腺素注射液	2 mg	5 mL
注射用盐酸伊立替康(艾力)	40 mg	5 mL
地塞米松磷酸注射液	5 mg	5 mL
盐酸异丙肾上腺素注射液	1 mg	5 mL

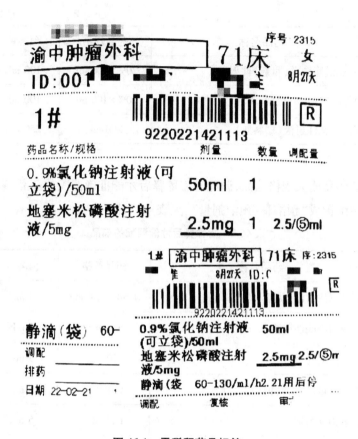

图 46-1　需稀释药品标签

参考文献

[1] 王梦迪,孙玉华,戴文玲,等.静脉用药调配中心多环节质量控制应用实践[J].中国医药科学,2019,9(2):172-175.

实用案例 47　PIVAS 二级库房溶媒效期链管理

案例来源

静脉药物调配中心某月药品效期盘点时,在二级库房发现一件 5% 葡萄糖 500 mL 已过期。发现后立即清查科内溶媒架并派药师到临床清查溶媒,排查后未在该区域发现过期溶媒。按照《药品管理法》的规定,超过有效期的药品属于劣药,是禁止生产和销售的。该件过期的 5% 葡糖糖 500 mL 要严格排查来源,找出管理漏洞。后排查分析如下:静脉药物调配中心二级库房空间不大,大件溶媒周转较快,每周从一级库房(溶媒库)请领溶媒 3 次,每月库存盘点均会查看效期,按理不应该出现未记录的效期药品,梳理溶媒从入库到出库整个溶媒链,发现该件效期溶媒最大可能是在上周一级库房(溶媒库)发到静脉药物调配中心的。一级库房(溶媒库)溶媒无出库效期、批号检查;无每季度翻跺措施;无溶媒按批号或者效期堆放措施;无按统一批号或效期进行溶媒发放的措施。静脉药物调配中心在接收溶媒时也无每件核对效期、批号措施,无溶媒按批号或者效期堆放措施。该事件发现后判定为静脉药物调配中心医疗安全隐患事件,急需增加二级库房溶媒效期管理链。

方法分享

运用根本原因分析法分析溶媒效期管理链各环节的漏洞[1]。根本原因分析法作为一项系统性改善工具,其核心理念在于回顾性分析整个事件发生的过程,重点在于整个系统和流程的改善以预防类似事件再次发生,而不是关注个人的疏失与责任追究,这有助于改变传统的管理理念,在日常工作中起到积极的管理作用。针对出现的溶媒效期链漏洞,静脉药物调配中心新增《PIVAS 溶媒进出库房管理办法》,增加溶媒入库签收单、溶媒出入库登记表(见表 47-1,表 47-2)及每季度溶媒翻跺记录,加强了溶媒入库验收,严格规范了溶媒从一级库房出库后进入 PIVAS 之前的验收核对工作,并且落实了验收人、责任人以及对验收实际情况的记录,增加了溶媒出库(二级库)的情况登记,以及溶媒翻跺时间填写,把整个溶媒出库、入库效期链无缝连接起来[2],做到每一验收步骤必有验收人签字记录,增加了全员对溶媒效期管理的责任心,每月表格填报率为100%。溶媒效期链的建立实现了对任一效期溶媒使用情况的详细追踪。

表 47-1　溶媒入库签收单

名称	规格	单位	领药数量	实收数量	效期
0.9%氯化钠	50 mL	件			
	100 mL	件			
10%葡萄糖	50 mL	件			
	100 mL	件			
	250 mL	件			
	500 mL	件			
5%葡萄糖	100 mL	件			
	500 mL	件			
5%葡萄糖氯化钠	500 mL	件			
低张	250 mL	件			

表 47-2　溶媒出入库登记表

日期	入库		出库			入库/出库人签字	备注（发现问题）
	件数	效期	件数	效期	批号		

参考文献

[1] 何慧,黄淑蓉,陈卉,等.根本原因分析法在大输液效期管理中的应用[J].当代护士(下旬刊),2019,26(11):168-170.

[2] 何彩霞.提升医疗机构药品效期管理效能[N].中国医药报,2019-05-10(003).

实用案例 48　PIVAS 亏损药品管理

案例来源

随着科学技术的进步,医院开始推进智慧化建设,智能化设备开始走进医院的各个部门,数据管理手段也开始渗入各种管理方法中。为全面提高药学服务的质量,保证患者有效、安全用药,药学部紧跟科学的脚步稳步发展,引进了多台智能化设备,其中摆药机的应用让药学部静脉药物调配中心受益良多。静脉药物调配中心是药品集中配置的部门,每天集中配置大量的静脉用药,药品长期摆进摆出,难免存在损耗。

传统的管理方式是每日纸质表格统计配置亏损药品、自然破损药品、人为打碎药品等科内药品损耗数据,然后再每月汇总分析,制作数据报表查找各项亏损的原因。该方式既耗费人力和时间,又容易出现错登记和漏登记。PIVAS 引进摆药机后,可以利用摆药机的数据化功能支撑所有环节的统计和分析。

方法分享

如图 48-1 所示,在摆药机系统内嵌入单独的取药模块,要求除统一摆药外,其余取药全部从这个版块进入操作,并同时选取取药原因:配置错误、药品破损、配置缺药、审方错误、药品打碎等。当然,这些原因可以根据科室自己的需要进行更改或者替换,后台会根据每日的取药数据和取药原因进行汇总并分类统计,直接替换纸质文档,且自带数据汇总功能,免去了烦琐的登记和统计工作,并且数据更加准确有效。

药品亏损记录如表 48-1 所示,这些数据分析有利于静脉药物调配中心对亏损药品的管理,使亏损药品透明化,每月对亏损较多的药品进行公示,提醒工作人员在工作时做到小心谨慎,同时对情节严重的亏损情况及时警告。在每月盘存后,药品盘亏数据和统计的药品亏损数据也可做对比分析,对盘亏数据进行合理的分析上报。亏损药品的原因分析也可以用于科室质量管理中内部差错的数据支撑与情况改善后的对比分析资料,有利于科室的质量改进。

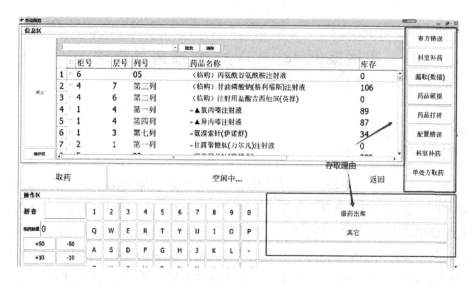

图 48-1 摆药机取药界面

表 48-1 药品亏损记录表

药品名称	规格	数量	原因
⌒▲左乙拉西坦注射用浓溶液(普利舒坦)	5 mL:500 mg	0	审方错误
⌒甲泼尼龙针(甲强龙)	40 mg	5	拿错还药
⌒甲泼尼龙针(甲强龙)	40 mg	2	配置错误
⌒甲泼尼龙针(甲强龙)	40 mg	1	药品污染
⌒甲泼尼龙针(甲强龙)	500 mg	1	药品打碎
⌒注射用青霉素钠	80万单位	2	单处方取药
⌒注射用青霉素钠	80万单位	1	药品污染
⌒左卡尼汀注射液(东维力)	1 g	1	药品打碎
⌒左卡尼汀注射液(东维力)	1 g	1	药品破损
★⌒阿糖胞苷(赛德萨)针	500 mg	3	临床科室补药
★⌒阿糖胞苷(赛德萨)针	500 mg	3	审方错误
★⌒环磷酰胺针(安道生)	0.2 g	30	拿错还药

续表

药品名称	规格	数量	原因
★10%氯化钾注射液	10 mL	1	单处方取药
★10%葡萄糖酸钙注射液	10 mL	2	单处方取药
★10%葡萄糖酸钙注射液	10 mL	1	药品破损
★25%硫酸镁注射液	10 mL	1	药品打碎
★25%硫酸镁注射液	10 mL	18	营养液配置节余还药
★50%葡萄糖注射液	20 mL	1	单处方取药
★50%葡萄糖注射液	20 mL	67	营养液补药
★浓氯化钠注射液(10%氯化钠注射液)	10 mL	1	配置错误
★浓氯化钠注射液(10%氯化钠注射液)	10 mL	3	药品打碎
★浓氯化钠注射液(10%氯化钠注射液)	10 mL	3	药品污染
★盐酸多巴酚丁胺注射液	20 mg	1	药品打碎
5%碳酸氢钠注射液(聚丙烯安瓿)	10 mL	1	配置错误
5%碳酸氢钠注射液(聚丙烯安瓿)	10 mL	1	药品打碎
奥美拉唑钠(奥西康)针	20 mg	1	药品打碎
奥美拉唑钠(洛赛克)针	40 mg	1	拿错还药
丹参酮 IIA 磺酸钠针(诺新康)	10 mg	1	药品打碎
地塞米松磷酸注射液	5 mg	1	药品打碎
地塞米松磷酸注射液	5 mg	2	药品打碎

综上,静脉药物调配中心药品进入摆药机后有利于药品的日常养护,把药品的关键信息数字化,后台数据也能一键式提取,做到实时的动态养护管理,实现了数字化模式的药品管理。

实用案例 49　PIVAS 院感督查方法分享

案例来源

按照 PIVAS 的建设要求,将其分为辅助工作区、非洁净控制区、洁净控制区。每一个区域对于环境的要求不同,必须得到有效控制。《静脉用药集中调配质量管理规范》[1]第八条"卫生与消毒基本要求"对这一点做了明确规定。为了使 PIVAS 院感工作更加严格、规范,如何在现有规定之下更加细致地开展工作?

方法分享

1)成立专门的院感小组,组内设组长、组员

①确立组长职责:熟知院感工作各项内容,制订年度计划,划分组员任务,统筹管理,监督组员的各项工作是否到位。

②确立小组成员的工作任务:每位成员的任务侧重不同,分管不同,拆分督查。

2)将 PIVAS 院感工作划分成不同板块,小组成员专人分管,专人负责,专人督查

将院感内容划分为手卫生、清洁消毒隔离、垃圾分类及医疗废物管理、职业暴露与个人防护、培训考核、环境卫生学监测、资料汇总整理等七个部分[2]。每位成员分管一项或联合完成两项内容,切实做到专人专管,起到严密督查的作用。

①手卫生:不定时观察上班工作人员是否做到手卫生,手卫生依从率、洗手正确率是否符合要求等。

②清洁消毒隔离:PIVAS 内有关环境问题的所有工作,包括消毒液的使用、配制,各区域、各部位的清洁消毒。

③垃圾分类及医疗废物管理:按照垃圾分类的规定和原则,对照 PIVAS 垃圾分类表,规范化督查 PIVAS 垃圾分类的相关内容,有效管理药品垃圾、生活垃圾,使每一位工作人员严格遵循处置流程,严防垃圾外流污染环境。操作中使用过的注射器、输液袋、敷料及放置化疗药物的安瓿等物品应放在专用的带有红色警示标识双层塑料袋内集中封闭处理。当日工作人员将垃圾与负责处理医疗废物的工人

交接送出 PIVAS,以免药液蒸发污染净化区空气。

④职业暴露与个人防护:PIVAS 是职业暴露高风险区域,应急处理箱尤为重要。该工作内容需定期检查应急处理箱,熟悉职业暴露发生后的处理流程,完善职业暴露发生后的后续处理工作,并完成有关职业暴露个人防护的预防培训工作。

⑤培训考核:有关院感工作所有内容的制订及培训,制订考题、分析成绩、解析错误等。

⑥环境卫生学监测:PIVAS 环境卫生学监测主要包括手卫生监测,物表(调配间物表、核对间物表、回风口、生物安全柜或水平层流洁净台滤网、工作衣帽等)监测,消毒液、空气(包括水平层流洁净台、生物安全柜、控制区等)监测,分派专人按要求循环监测。

⑦资料汇总整理:院感工作所涉及的内容皆需留有工作痕迹,组员将院感资料分类归档整理,做到有据可查,有内容可依。

3)设计表格,按周期进行所有院感督查工作

院感小组将相关项制作出相应的督查表格,按时按项检查,方便后期总结分析。

参考文献

[1] 中华人民共和国卫生部.静脉用药集中调配质量管理规范[M].北京:人民卫生出版社,2010.

[2] 沈妤.静配中心优化院感控制管理对输液质量的影响分析[J].当代护士(中旬刊),2017:2:155-157.

实用案例 50　PIVAS 环境卫生学监测出现致病菌的情况如何解决？

案例来源

PIVAS 环境卫生学监测主要包括手卫生监测，物表（调配间物表、核对间物表、回风口、生物安全柜或水平层流洁净台滤网、工作衣帽等）监测，消毒液、空气（包括水平层流洁净台、生物安全柜、控制区等）监测。若在环境卫生学监测中出现致病菌，该如何解决？

方法分享

迅速查找和排除原因。

1）控制区空气监测出现致病菌的原因

①人员：做空气监测之前未进行手卫生或手卫生不彻底；工作服、工作帽清洁度不达标或未按要求更换洁净工作服。

②PIVAS 环境本身：新风系统故障；内部环境清洁消毒等不到位。

③外在其他因素：培养皿受到污染；监测人员未按要求进行空气监测；送检过程中将样本污染。

排除出现致病菌原因的解决办法。

①排除人员原因：同一监测人员与院感小组成员一起，检测工作服是否存在致病菌，若无问题，再彻底手卫生后进行空气监测，观察结果是否达标；未达标则进行下一因素排查。

②排除环境因素：核查新风系统及科室各通风等系统，查看是否出现问题；对科室内部环境再次按规定进行清洁消毒后重新检测，观察结果是否达标；若未达标则进行下一因素排查。

③排除外在其他因素：若上述两项均排除，则重新使用未开封的培养皿，与院感小组成员一起按标准操作，重新送检，查看是否达标。

2）手卫生监测出现致病菌（大肠杆菌、溶血链球菌出现几率偏大）的原因

①被检者手卫生不彻底。

②被检人员手部有细小伤口，未发现。

③检测者检测时使标本受到污染。

④送检途中标本受到污染。

排除原因：①同一受检者，仔细询问并观察其双手是否有伤口；②同一受检者，重新手卫生后进行检测；③严格保障标本质量，检测者监测之前需进行手卫生，送检途中也需避免因外部因素引起检测结果误差。

3）物表、消毒液等监测出现致病菌的原因

PIVAS 目前尚未出现此类情况，若出现也可从人员、环境、受检物本身三大方面查找原因。

第三部分

PIVAS 质量管理

第一篇　操作规程

第一节　静脉用普通药物及抗生素混合调配操作规程

1.目的

规范静脉用药集中调配程序,增强静脉用药安全性,保证静脉用药质量。

2.适用范围

静脉用药集中调配的所有药物及相关操作人员。

3.操作规程

3.1　操作流程

药师审核用药医嘱→按规则分批次→按批次汇总→按批次打印汇总单及标签→贴签摆药→核对→混合调配→成品输液核对→成品输液打包→按病区放置于适宜的密闭容器中并加锁(封条)→交接于工人送至病区→病区药疗护士接收→启封→扫描核对签收→确认无误执行医嘱治疗。

3.2　医嘱类别

除特别约定进入 PIVAS 配制的医嘱外,限静脉滴注与静脉推注的长期医嘱。

3.3　处方(医嘱)提取与审核

1)医嘱提交与提取

临床医师应当按照《处方管理办法》的有关规定开具静脉用药处方或医嘱,凡进入 PIVAS 的静脉用普通及抗生素类药物次日长期医嘱按规定时间（各病区另行具体的约定）通过 HIS 系统传送至静脉用药调配中心（室），PIVAS 每日早上 7:00 的长期医嘱,9:30 的临时细胞毒性及化疗药品医嘱,10:00、11:00 及 11:30 的 TPN 临时医嘱均进行今日摆药,中午 12:00、下午 16:00 保存长期医嘱进行明日摆药。病区医生和护士工作站须在该时间节点将相应的医嘱提交给 PIVAS。普通药物及抗生素类临时医嘱根据病区治疗需要和 PIVAS 的运行状况具体协定。

2）医嘱审核

PIVAS 药师应当按《处方管理办法》的有关规定和《静脉用药集中调配操作规程》,对用药医嘱进行审核,主要内容应包括：

①审核鉴别临床诊断与所选用药品是否适宜。

②审核是否存在药物过敏、药物与年龄、疾病等禁忌。

③审核医嘱药品和溶媒的名称、规格、数量是否正确与适宜。

④审核给药途径、用法、用量是否正确与适宜。

⑤审核多种药物同组配伍是否存在配伍禁忌,各药物之间、药物与溶媒之间的相容性与稳定性。

⑥审核中发现任何疑点或未确定的内容,均应与处方医师进一步核实,确认无误才可进入下一流程。

⑦发现不适宜处方（医嘱）或不合理药物,应及时联系病区处方医师或办公护士,请临床医师修改,药师和护士不得擅自修改处方。

⑧临床医师拒绝修改有确切错误或明显配伍禁忌、严重不合理用药、违反有关法规的处方,审方药师应拒绝执行,立即登记并报告 PIVAS 负责人和医务部备案。事后 PIVAS 应组织讨论,并将结果书面报告医务部。

⑨超常用药处理。如患者确因病情需要超常用药（剂量、适应症、疗程等）时,应有医院药物治疗委员会审核同意的《×××专业超说明书用药备案申请表》,确认对患者无伤害,并将申请表存档备案后方可执行。

3）印签与核对

①经药师审核合格的处方或用药医嘱,普通药物和抗生素以"主药+溶媒"为目标汇总生成不同批次的汇总单。

②输液排签与打印。遵循治疗药物一般顺序、溶媒维持量和各病区的医嘱执行顺序约定原则,通过 PIVAS 系统自动和手工调节的原则分批次,各批次均以先主药后溶媒为目标顺序编排标签,确认无误后打印审核合格医嘱标签,所有打印进行调配的标签信息系统均自动保存电子文档备份,保存 1 年备查。

③将输液标签按药物性质和用药时间顺序排批次后,放置于不同颜色的容器内以示区分(批次颜色:第一批红色,周转箱为红色;第二批黄色,周转箱为黄色;第三批红色,周转箱为红色;第七批绿色,周转箱为绿色;细胞毒性药品用蓝色,其他批次均为白色),方便摆药与调配操作。

4)摆药贴签与核对

①按各批次汇总单分篮取药,取药篮须经另一药师根据汇总单逐一核对药品名称、规格和数量,无误后签名确认。

②普通药物和抗生素均以相同批次、相同主药为原则分篮摆药。

③贴签、摆药前需再次核对输液标签上标记的调配批次与日期、溶媒与主药是否正确,无误后再按输液标签批次贴签;若为静脉推注药品则留标签不贴,与溶媒一起存于摆药篮内,待冲配前贴于相应的静脉推针上;摆药则根据所贴标签上的药品名称、规格和数量摆于药篮内,核对无误后将摆好的药品与贴有标签的溶媒液袋/瓶(静脉推注药品则留标签不贴)通过传递窗送入洁净区操作间的指定位置,对需要冷藏但不立即配置(>30 min)的药品应放置于 2~8 ℃的冰箱中保存,临配置前传递入洁净区。

④贴签与摆药需两人分别完成,无误后签名确认。如在贴签与摆药过程中存在任何疑点,应立即停止并及时与审方药师联系,核对无误后方可进入下一流程。

5)静脉用药混合配制

①调配操作前准备:

a.配制环境准备,在调配操作前 30 min,按操作规程启动洁净间和层流洁净台净化及紫外灯消毒系统,并确认其处于正常工作状态,确认操作间室温控制于 18~26 ℃、湿度 40%~65%、室内外压差符合规定,并记录、签名确认。

b.调配人员在 PIVAS 配制服务器电脑上用各自的用户名和密码按排班表的安排登录到指定的配制舱位。

c.进入洁净缓冲区并严格按照无菌操作规程,完成一更:更换专用拖鞋、填写调配人员进出登记表、洗手(六部洗手法)并烘干;二更:手肘开门进入二更,戴一次性口罩、更换专用洁净服、戴一次性无粉无菌乳胶手套。手肘开门进调配间,开启操作台风机、照明灯,用 75%酒精浸湿的无菌纱布擦拭操作台顶部、内侧、两侧、台面(从上到下、从内到外),铺一次性手术垫,用 75%酒精浸湿的无菌纱布擦拭消毒液、小水桶、笔(或章)、利器盒、多功能开瓶器,并按洁净度放置于操作台的相应位置。

d.将治疗车(1 层空置待放置成品,2、3 层放置未调配药品)推至相应操作台。

②配制操作：

a.一对：对溶媒、药品名、批号、途径。

b.二看：看扫描仪绿灯调配、红灯停（退）药。

c.三算：算药物与溶媒需要的剂量。

d.四配：以上确认无误后按无菌操作规程混合冲配。

e.复核签名后，装于药篮内（成品不得高于药篮上沿），放于治疗车的第1层，及时传出仓。

③配制后：

a.填写批次操作起止时间。

b.移出操作台上的消毒液、小水桶、笔（或章）、利器盒、多功能开瓶器等用物。

c.一次性手术垫放于白色垃圾大桶内。

d.先用清水浸湿的无纺布，再用75%酒精浸湿的无菌纱布擦拭清洁消毒操作台顶部、内侧、两侧、台面（从上到下、从内到外）。

e.用75%酒精浸湿的无菌纱布擦拭消毒液、小水桶、笔（或章）、利器盒、多功能开瓶器，整齐装好放于操作台的相应位置。

f.垃圾分类放置并扎紧袋口从垃圾仓传出，黄袋（医疗废物）、黑袋（塑料瓶、连接管、外包装及100 mL以上的玻璃瓶废物）。

g.垃圾桶（带盖）、酒精喷壶、治疗车、凳整齐摆放于相应位置。

h.清理二更垃圾并放置于一更，由清洁工统一打包带出。

i.脱洁净服并拉上衣服拉链放于洗衣机内待清洗，清洗后晾于清洁间的相应位置待干或烘干机烘干后备用。

j.填写调配人员进出登记表。

④混合调配中的注意事项：

a.不同药物不得交叉调配。

b.调配主药或溶媒非整瓶（支）/整袋用量时，必须将实际所用剂量在输液标签上明显标识确认，以便核对。

c.若有两种或以上药物需加入同一输液溶媒包装内时，应当严格按药品说明书的要求和药品性质顺序加入。

d.调配过程中，输液出现异常或对药品配伍、操作程序有疑点时应当停止调配，报告当班负责药师查明原因，或与处方医师协商调整用药医嘱；发生调配错误应当及时纠正，重新调配并记录。

e.调配细胞毒性、化疗药品和肠外全静脉营养液时，应严格操作规程并单组配制。

f.有疑问时应当停止调配,报告当班配制组长及责任药师,查明原因后方可调配,发生配制错误应当及时纠正,重新配制并如实记录。

g.调配推针时,标签条码平行平整贴于针筒表面,且露出空针刻度,药量≤15 mL者用 20 mL 空针;15 mL<药量≤50 mL 者用 50 mL 空针。为避免漏液,针头与乳头、针头与针帽应衔接紧密,加完药的空针内回吸约 0.5 mL 空气以保证针头内无液体,推针与瓶装药液分装,且针尖朝向操作台中间内壁,禁止装推针药篮面上与其他药篮重叠。

6)成品输液的核对、打包与发放

①成品输液的检查、核对:

a.观察外观性状。可适当用力轻轻挤压成品输液袋/瓶,观察有无渗漏现象,尤其是加药处;静脉推针应握住针筒中部按自然重力水平观察有无渗漏;应隔着外包装袋观察有无渗漏;同时均需观察成品输液应无沉淀、异物、异色等。

b.按标签逐项核对标签与实际所用溶媒品规是否一致、标签药物与空药瓶的名称、规格、剂量等是否相符。

c.核对非整瓶(支)用量的静脉用药剂量和标识是否相符,高危药品应有"高危药品"警示标识。

d.上述各项检查核对无误后对准成品输液标签条码进行再次扫描,扫描显示成功后须签字确认(化疗等危害药物在配制完成后已在仓内双人核对签名并连同空药瓶分别打包,则无需再核对签字);有转科、转床与原标签内容不符时应按当前信息及时更正;若为静脉推针,还需加专用塑料包装袋包装封口。

e.空安瓿等废弃物按《医疗废弃物管理条例》进行处理。

②成品打包:

核对合格的成品按输液袋/瓶、静脉推针分别存放于相应的病区存药箱内(除TPN、化疗等危害药物外),统一按一定数量的成品输液用避光专用包装袋包装并封口,不足数量则在包装袋外注明实际数量。

③成品输液的发放:

a.经核对合格的成品输液,用避光塑料袋包装密封的大袋按病区分别整齐放置于有病区标记的密闭遮光配送箱内,静脉推针的密封的大袋先置于塑料篮内再装于遮光配送箱内;化疗等危害药品装于外包装上标有"化疗危害药品"醒目标记的遮光配送箱内。

b.与 HIS 系统统计的数量核对清点无误后,将数量及送药时间等记录于送药登记本,密闭容器加锁/封条,交由配送工人及时送至各病区,由病区药疗护士接交并开锁(或启封)后逐一扫描清点核对,并在送药登记本上签名确认,登记本随送药箱一并交回PIVAS。

3.4　注意事项

①配置好的静脉用药必须当次调配当次使用。

②现配现用的成品输液若无特殊要求,应在0.5~1 h内滴完;普通静脉补液须在4 h内滴完。

③PIVAS不接受口头医嘱及电话医嘱。

④不是整瓶(支)用量者,须将实际所用剂量在输液标签上明显标识并签名。

⑤有疑问时应当停止调配,报告当班配制组长及责任药师,查明原因后方可调配,发生配制错误应当及时纠正,重新配制并如实记录。

⑥调配推针时,标签条码平行平整贴于针筒表面,且露出空针刻度,药量≤15 mL者用20 mL空针;15 mL<药量≤50 mL者用50 mL空针。为避免漏液,针头与乳头、针头与针帽应衔接紧密,加完药的空针内回吸约0.5 mL空气以保证针头内无液体;推针与瓶装药液分装,且针尖朝向操作台中间内壁,禁止装推针药篮面上与其他药篮重叠。

第二节　全静脉营养液的调配操作规程

1.目的

建立全静脉营养液(TPN)的标准操作流程,规范配置TPN,统一标准操作,以保证配置成品质量符合相应质量要求。

2.适用范围

适用于本中心所配置TPN及相关操作人员。

3.操作规程

3.1　调配操作前准备

①在调配操作前30 min,按操作规程启动洁净间和水平层流洁净台净化系统,

确认其处于正常工作状态,并按水平层流洁净台使用 SOP 完成配制前的紫外线消毒,确保操作间室温控制于 18~26 ℃、湿度 40%~65%、室内外压差符合规定,操作人员客观记录并签名。

②按操作规程,进入洁净区操作间,用 75%酒精浸湿的灭菌纱布按从里向外、从上到下的顺序擦拭水平层流洁净台的相应部位。

③从治疗车上拿取已摆好的静脉 TPN 药品。

④调配前的核对,调配人员应当以输液标签按单人份核对药篮内药品的名称、规格、数量、有效期等;确认无误后扫描标签并成功计费,进入待加药混合调配操作程序。

3.2　包装容器的选择

①鉴于儿童尤其是新生婴幼儿所需 TPN 用量较小,多是输液泵控制输注,应根据当组 TPN 总量选择合适的容器盛装。

②当 TPN 总量≤160 mL 时,选用 50 mL 10%葡萄糖注射液,按医嘱抽弃多余的液体后留作容器。

③当 160 mL≤ TPN 总量≤280 mL 时,选用 250 mL 葡萄糖输液袋/瓶,抽弃多余的液体后留作容器。

④当 280 mL≤ TPN 总量≤500 mL 时,选用 500 mL 葡萄糖输液袋/瓶,抽弃多余的液体后留作容器。

⑤当 500 mL≤ TPN 总量≤2 000 mL 时,选用 2 L 肠外营养成品输液袋。

⑥再次检查所有选定的容器,在配置前均应检查在有效期内,包装应密封完整。

3.3　调配操作

1)肠外营养输液袋 TPN 配置操作规程

①将磷酸盐(如复合磷酸氢钾)制剂加入基础液体中(10%GS、5%GS、50%GS或 0.9%NS),充分振荡混匀,每加入一种药物后在标签相应药名处打√,形成 1号液。

②将左卡尼丁、微量元素、不含磷酸盐的电解质缓慢加入氨基酸中轻轻振荡混匀,以避免局部浓度过高,每加入一种药物后在标签相应药名处打√,形成 2 号液。

③将水溶性维生素与脂溶性维生素混匀,缓慢加入到脂肪乳剂中,每加入一种药物后在标签相应药名处打√,混匀形成 3 号液。

④关闭静脉营养输液袋的所有输液管夹,分别将输液管边接至 1 号和 2 号液

中,倒转 1 号和 2 号液的输液容器,悬挂在水平层流洁净台的挂杆上,先打开 1 号液的输液夹,再打开 2 号液的输液夹,待葡萄糖溶液和氨基酸溶液全部流入到静脉营养输液袋后,关闭输液管夹。

⑤翻转静脉营养输液袋,在两种溶液充分混匀的情况下将 3 号液缓慢加入其中,关闭输液管夹。

⑥轻轻摇动静脉营养输液袋,使内容物充分混匀,将静脉营养输液袋口朝上竖起,打开其中一路输液管夹,将袋子中多余的空气排出后关闭输液管夹。

⑦用密封夹关闭静脉营养输液袋,拆开输液管,用备用的塑料帽关闭静脉营养输液袋,袋口用胶布固定。

⑧检查输液袋是否有液体渗出,所配液体是否出现分层、乳化等外观性状异常(一旦出现异常应立即查明原因,加以解决后重配),若无异常即得 TPN 准成品。

⑨再次核对输液标签与所加入药物的名称、剂量是否准确一致,无误后签字以示确认,并在指定的统一位置贴上标签,将输液成品通过传递窗送出,待核对药剂师核对。

⑩药师应仔细检查输液袋有无渗出,所有输液管夹是否已关闭,袋内 TPN 液体有无分层、变色、浑浊、沉淀等异常现象,如有则应丢弃并立即查明原因后重配。核对结束后,将静脉营养输液袋装入输液运送箱中由运输工人送至病区。

⑪胰岛素制剂不得提前加入 TPN 中,应随成品一起打包,在输注前临时加入(1U 胰岛素对 8~10 g 葡萄糖),以免丧失活性。

⑫含磷制剂与二价阳离子或钙剂一起添加进营养液中时,1 号液添加二价阳离子(摇匀),2 号液添加含磷制剂(摇匀),其余不变。需严格按照 1、2、3 号液顺序添加。

2)输液袋/瓶(≤500 mL)盛装 TPN 配置操作规程

①根据医嘱计算 TPN 总量,选择主溶媒合适规格的成品为输液袋/瓶,准确调整至医嘱需要量的基础溶媒,再将含磷酸盐药物制剂按医嘱量加入其中,每加入一种药物后在标签相应药名处打√,混匀后形成 1 号液。

②取合适容量的注射器,将医嘱量的氨基酸缓慢加入上述 1 号液中,充分混匀,形成 2 号液,再准确抽取不含磷酸盐的电解质、微量元素等医嘱量的药物,分别缓慢加入 2 号液,每加入一种药物后在标签相应药名处打√,轻轻混匀即得 3 号液。

③取合适容量的注射器,抽取水溶性维生素与脂溶性维生素充分混匀后加入到脂肪乳剂药瓶中,每加入一种药物后在标签相应药名处打√,混匀形成 4 号液。

④将 4 号液缓慢加入 3 号液中并轻轻振摇混匀,形成 5 号液,检查是否有变黄、分层、乳化等外观性状异常现象发生(一旦出现应弃取,并立即查找原因加以解决后重配),若无异常即得 TPN 准成品。

⑤再次核对输液标签与所加入药物的名称、剂量是否准确一致,无误后签字以示确认并在指定的统一位置贴上标签,将输液成品通过传递窗送出,待核对药剂师核对。

⑥成品核对岗药师应仔细检查包装袋尤其是加药口(瓶口)有无渗漏、液体有无变色、浑浊、沉淀等现象,如有则须丢弃。核对结束后,将静脉营养输液袋装入输液运送箱中由运输工人送至病区。

⑦胰岛素制剂不得提前加入 TPN 中,应随成品一起打包,在输注前临时加入,以免丧失活性。

⑧含磷制剂与二价阳离子或钙剂一起添加进营养液中时,如果仅有含磷制剂(甘油磷酸钠、复合磷酸氢钾)或仅含有二价阳离子(Mg^{2+}、Ca^{2+})时,添加顺序都是先加入 1 号液中与溶媒混合稀释,再依次序添加之后的药物。如果需要同时添加含磷制剂(甘油磷酸钠、复合磷酸氢钾)与二价阳离子,添加顺序为:溶媒+二价阳离子(摇匀)+部分氨基酸+用 40 mL 氨基酸在空针中稀释的含磷制剂(摇匀)+其余药品,部分氨基酸=氨基酸总量-40 mL 氨基酸。

3.4 清场

①每批次 TPN 调配完后需及时对水平层流洁净台清场。

②将配制使用的所有一次性非锐器用品用医用垃圾袋双层密封;锐器物品需置于防漏防刺的利器盒内打包密封,从指定废品通道传出,交由医院统一处置。

③按《超净层流台使用标准作业流程》对水平层流洁净台做清场、清洁、消毒和保养。

④每天配制完成后,盛装 TPN 的药篮需用含氯制剂浸泡、清洗、消毒。

4.注意事项

①所有操作都必须在水平层流洁净台上,严格按照无菌操作程序进行。

②注意应以正确的混合顺序配置液体。

③为避免磷酸钙沉淀,一般将钙、磷隔日分开补充。如必须同时补充,应将钙剂和磷酸盐分别加入不同的溶液内稀释,以免产生磷酸钙沉淀。在加入氨基酸和葡萄糖混合液后,应检查有无沉淀生成,如确认没有沉淀再加脂肪乳液体。

④混合液中不能加入其他药物。

⑤电解质不应直接加到脂肪乳中。因为阳离子可中和脂肪乳颗粒上磷脂的负电荷,使脂肪颗粒相互靠近,发生聚合和融合,终致水油分层。一般控制一价阳离子浓度小于 150 mmol/L,二价阳离子浓度小于 5 mmol/L。

⑥TPN 最好现配现用,如配置后暂不使用,应放置于 4~8 ℃的冰箱中保存,PVC 盛装容器最多不超过 24 h,EVC 可保存不超过 72 h。

⑦肝素化的 TPN(0.3 u/mL)需单独配置肝素稀释液(10 u/mL),即 250 mL 0.9%NS+肝素原液(12 500 u/2 mL)0.4 mL,肝素化静脉营养液仅适用于 PICC 置管患儿。

⑧脂溶性维生素注射液只能加入脂肪乳或加入水溶性维生素混合后再加入脂肪乳,没有脂肪乳则不能用脂溶性维生素。其中脂溶性维生素注射液(Ⅰ)供 11 岁以下儿童使用;脂溶性维生素注射液(Ⅱ)供成人和 11 岁以上儿童使用。

⑨丙氨酰谷氨酰胺不能直接加入葡萄糖液中,因其在葡萄糖溶液中不稳定,需与氨基酸混匀后再加入葡萄糖溶液中。

⑩多种微量元素注射液只能加入氨基酸中,不能直接加入葡萄糖液中,因为多种微量元素注射液呈酸性,而葡萄糖在酸性溶液中易分解变色(如安达美 pH 为 2.2,会使葡萄糖溶液迅速变为浅黄色)。

⑪溶液中的脂肪颗粒大小是影响成品稳定性的重要因素,若氨基酸浓度过低,或渗透压过高,或阳离子过多,都可能导致凝乳或分层,故不能直接把电解质或微量元素直接加入脂肪乳剂中。

第三节　细胞毒性药物调配操作规程

1.目的

建立并规范细胞毒性药物等危害药品调配操作规程,以保证配置成品输液质量及保护操作人员免受职业伤害。

2.适用范围

静脉用药集中调配中心所有的细胞毒性药物等危害药品及相关操作人员。

3.操作规程

3.1 调配操作前准备

①在调配操作前 30 min,按操作规程启动洁净间和生物安全柜的净化系统,并确认其处于正常工作状态,操作间室温控制于 18~26 ℃、湿度 40%~65%、室内外压差符合规定,操作人员记录并签名。

②按更衣操作规程更换专用四连体洁净工作服,并外加一次性手术衣,双手佩戴双层无粉灭菌乳胶手套,戴双层口罩。

③进入细胞毒性及化疗药物调配间,使用 75%酒精浸湿无菌纱布,从上到下、从内到外擦拭生物安全柜的各个部位,完毕后将一次性手术垫置于生物安全柜内的工作台面,使用 75%酒精浸湿的无菌纱布擦拭圆珠笔、签章、多功能安瓿开瓶器、剪刀、利器盒、塑料桶、利器盒等,以便下一步配置操作。

④将摆好药品及溶媒的治疗车推至水平层流洁净台附近相应的位置。

⑤调配前核对,调配专业技术人员按输液标签核对药品名称、规格、数量、有效期等的准确性和药品完好性;确认无误后对需执行的医嘱进行扫描计费,进入待加药混合调配操作程序。

3.2 操作步骤

①选用适宜的一次性注射器,拆除外包装,旋转针头连接注射器,确保针尖斜面或侧孔与注射器刻度处于同一方向,将注射器垂直放置于水平层流洁净台的中区。

②用 75%酒精消毒输液袋(瓶)的加药处,放置于水平层流洁净台的中央区域。

③除去西林瓶盖,用 75%酒精消毒安瓿颈或西林瓶胶塞,开安瓿时要用灭菌的纱布包裹着安瓿;应在生物安全柜侧壁打开安瓿,应当避免朝高效过滤器方向打开,以防药液喷溅到高效过滤器上。

④抽取水针剂药液时,注射器针尖侧孔面朝下,紧靠安瓿颈口抽取药液,然后注入输液袋(瓶)中,轻轻摇匀即可;溶解粉针剂,用注射器抽取适量静脉注射用溶媒,注入粉针剂的西林瓶内,必要时可轻轻摇动助溶,全部溶解混匀后,用同一注射器抽出药液,注入输液袋(瓶)内,轻轻摇匀。

⑤调配结束后,再次核对输液标签与所用药品名称、规格、用量,准确无误后,调配操作人员在输液标签上签名或盖章,标注调配时间;待第二人复核无误签字

（盖章）后将调配好的成品输液用无色透明袋打包密封,并将药瓶及需清理的相关物品丢弃至化疗废物垃圾袋。

⑥每完成一组输液调配操作后,应当立即清场,不得留有与下批输液调配无关的药物、余液、用过的注射器和其他物品。

⑦将输液成品通过传递窗送出,待核对药剂师核对无误后,打包装入"化疗/危害药品"专用箱中,登记加锁后由运输工人配送至病区。

3.3　清场

①每批次化疗/危害药品调配完成后需待生物安全柜正常运行 30 min 后再清洁处理配制台面。

②将配制使用的所有一次性防护服、口罩、手套等脱卸后,非利器用品用医用垃圾袋双层密封;锐器需置于防漏防刺的利器盒打包密封,并贴上危害药品医疗垃圾标示;从指定废品通道传出,交由医院统一处置。

③按生物安全柜清洁保养流程,对生物安全柜的回风道及净化区按从上到下、从内到外的顺序擦拭各个部位 1~2 遍,再用75%酒精浸湿的无菌纱布按上述方法擦拭 1~2 遍。

④严禁用盛装清水或乙醇的喷壶直接对着层流网罩喷雾。

⑤细胞毒性及化疗药物调配间在清理完相关垃圾杂物后,用洁净间专用无纺拖布清水擦拭 1 遍,再以含氯消毒剂擦拭 1 遍,最后再用洁净间专用无纺拖布清水擦拭 1 遍。

⑥装有化疗及危害药物的药篮需每天浸泡、清洗、消毒。

4.注意事项

①化疗/危害药品调配应当重视操作者的职业防护,调配时应当拉下生物安全柜防护玻璃,前窗玻璃不可高于安全警戒线,以确保合理的负压。

②化疗/危害药品调配完成后,必须将留有危害药品的西林瓶、安瓿交由同台调配人员复核后置于双层医疗垃圾袋内或利器盒中打包密闭。

③配制化疗/危害药品使用后的针头等锐器需置于防漏防刺的利器盒内打包密封;一次性手术衣、口罩、手套等脱卸后应放置于双层医疗垃圾袋内打包密封,交由医院统一处置,不得将个人防护器材穿戴出细胞毒性及化疗药物调配间。

④化疗/危害药品从配置到运送的全程中应附随化疗等危害药品溢出应急处理箱。

第四节 静脉用药主辅调配操作规程

1.目的

规范静脉用药集中调配程序,增强静脉用药安全性,提高药学服务质量。根据卫生部印发的《静脉用药集中调配质量管理规范》的要求,制定本规程。适用于静脉用药集中调配的全过程。

2.适用范围

用于 PIVAS 调配的所有药物及相关操作人员。

3.操作规程

3.1 调配操作前准备

①在调配操作前打开操作台的紫外线灯消毒 30 min,开启新风系统,并确认其处于正常工作状态,操作间室温控制在 18~26 ℃、湿度 40%~65%,室内外压差符合规定,操作人员记录并签名。

②按消毒更衣操作规程,进入洁净区调配间,首先用沾有 75% 酒精的无纺布从上到下、从内到外擦拭水平层流洁净台内部的各个部位。

3.2 调配操作

①将放有摆药篮的治疗车推至水平层流洁净台附近相应的位置。

②主辅两人同时扫描计费,核对输液标签与药篮中的药品名称、批次、规格、数量是否一致,确认无误后开启溶媒拉环及西林瓶盖,溶媒与药品一一对应放置于操作台中区;用消毒液消毒输液袋的加药口、安瓿颈或西林瓶胶塞,待干后主辅两人交换位置进行调配。

③按照无菌配置操作规程进行调配,调配时重点核对药品、溶媒的取量是否正确,当次的药品总数与当次瓶签所需总量和摆放是否一致;配置结束后配置人核对无误后在输液标签下联签写配置时间及姓名;两人交换位置再次核对(核对溶媒的分零、成品性状、药品数与所需总量是否一致),签名后将输液成品及空西林瓶放入

药篮内,安瓿由仓内复核人员复核处理。

④将输液成品通过传递窗送出,待核对药剂师核对。

⑤每完成一组输液调配操作后,应当立即清场,用75%酒精浸湿的无纺布擦拭台面,除去残留药液,不得留有与下批输液调配无关的药物、余液、用过的注射器和其他物品。

⑥每天调配工作结束后,按本规程和清洁消毒操作规程进行清洁消毒处理。

4.注意事项

①每次调配完成后应及时清场。

②静脉用药调配所用的药物,如果不是整瓶(支)用量,则必须将实际所用剂量在输液标签上明显标识,以便校对。

③若有两种以上粉针剂或注射液需加入同一输液时,应当严格按药品说明书的要求和药品性质顺序加入;对肠外营养液、高危药品和细胞毒性等特殊药品的调配,应分别按SOP操作规程进行调配。

④调配过程中,药品出现异常或工作人员对药品配伍、操作程序有疑点时应当停止调配,报告当班调配组长及责任药师,查明原因后方可调配;发生调配错误应当及时纠正,重新调配并如实记录。

第五节　无菌配置操作规程

1.目的

制定无菌配置操作规程,保证所配置的药物不被微粒或其他微生物污染。

2.适用范围

用于PIVAS调配的所有药物及相关操作人员。

3.操作规程

①从治疗车上拿取已摆好的静脉输液药品。

②扫描并核对标签内容与所贴溶媒和篮筐内的药品是否相符。

③开启溶媒拉环及西林瓶盖,溶媒与药品一一对应放置;用 75%酒精消毒输液袋的加药口、安瓿颈或西林瓶胶塞,放置于操作台的中央区域待干。

④根据所需选择拆包适宜的注射器,旋转针头连接注射器,确保针尖侧孔与注射器刻度处于同一方向。

⑤从安瓿中抽吸药液,加入输液袋中:

a.用 75%酒精消毒安瓿颈,对着层流台侧壁打开安瓿,切勿朝高效过滤器的方向打开,防止药液喷溅到高效过滤器上,造成过滤器损伤。将打开后的安瓿放在注射器的同一区域,两者需间隔约 5 cm。

b.取注射器,针尖侧孔朝下,靠在安瓿颈口,拉动针栓,抽吸药液。将药液通过加药口注入输液袋中,摇匀。整个过程应注意保持"开放窗口"。(注意:如只抽吸部分药液,则必须有标识注明!)

c.溶解西林瓶中的药物,加入输液袋中。

d.用 75%酒精消毒西林瓶口,放在注射器的同一区域,两者需间隔约 5 cm。

e.取注射器抽吸适量溶媒,将针筒竖直,穿刺胶塞,沿瓶壁缓慢注入西林瓶中,并轻轻摇匀助溶,尽量避免产生气泡。

f.待药品完全溶解后用同一注射器吸入与所需药液等量的空气,将针头插入瓶内,注入空气,以增加瓶内压力,利于吸取药液。倒转药瓶,使针头没入液面以下,抽吸药液至所需剂量缓慢加入输液瓶中,轻轻摇匀,排尽输液瓶中的多余空气。整个过程应注意保持"开放窗口"。

⑥配置人核对无误后在输液标签下联签写配置时间及姓名;待第二人再次核对签名后将输液成品及空西林瓶放入药篮内,安瓿由仓内复核人员复核处理。

⑦将输液成品通过传递窗送出,待核对药师进行核对。

第六节 新生儿静脉用药调配操作规程

1.目的

新生儿因生理及病理特点,静脉用药较其他年龄组有明显区别,集中摆药调配与分篮单独调配模式间存在较大差异,沿用分篮单独调配模式或其他年龄组集中摆药模式也不适合新生儿,为此针对新生儿静脉用药调配制定此操作规程。

2.适用范围

用于PIVAS所有执行新生儿静脉用药调配的操作人员。

3.操作规程

3.1 调配操作前准备

①备签:接收按批次、科室打印好的新生儿医嘱标签,按组药断签并用该批次对应颜色的药篮装好待用。

②备注射器:新生儿静脉用药主要通过精密输液泵装置严格控制输液量、给药剂量与输液速度,为此需根据输液量的大小选择合适的无菌注射器供调配包装器具,在调配前撤除包装。

③备预溶液:按《新生儿病房常用药配置说明》准备预备液,同台两人相互核对溶媒、药品规格、数量与预备液标签,相符后开始溶药,完成后贴好预备液标签,置于生物安全柜内区备用。

3.2 调配操作

①台位右拿取已备好的医嘱标签计费、签时间、选择注射器贴签。

重点:签时间时核对品名品规,贴签时核对溶媒并将不同溶媒加以区分,根据液体总量的大小选择注射器的规格。

②台位左抽取溶媒。

重点:准确抽取溶媒、核对是否为同种药品、同种规格。

③台位右添加药液。

重点:核对溶媒量的准确性、溶媒的种类、瓶签与所加药液是否一致。

④台位左成品复核,无误后将成品装篮传出仓。

重点:核对总剂量、成品性状。

⑤台位右重复上述操作,以此类推,滚动执行。

4.注意事项

同一批次同一台面的药物,调配好的成品输液需留存于原位,同台左右或相邻两个台互相交叉核对(重点核对药物、溶媒及用量是否与标签一致),无误后整齐转移至存放箱或推针盒,传出仓,供成品间药师核对(重点核对成品性状、液体总量)。

第七节 双向精密移液泵的使用操作规程

1.目的

制定双向精密移液泵的标准操作规程,规范双向精密移液泵的使用操作。

2.适用范围

需使用双向精密移液泵的操作人员。

3.操作规程

3.1 双向精密移液泵的仪器安装

①将双向精密移液泵放置在操作台上,并用75%酒精由内向外擦拭机器。

②接通电源,打开电源开关,此时显示屏会打开并显示各种参数。

③打开配液管包装,检查包装是否完整,是否在有效期内。

④打开顶上盖板,按正确顺序(粗进细出)安装配液管,检查蠕动泵能否顺畅转动,检查无误后,关闭盖板。

3.2 双向精密移液泵的使用

1)双向精密移液泵的液体收集

①同时按下 interval 键与 C/CE 键,再按下 clear units filled 键进行清零。

②将适宜空袋消毒,与配液管连接好,并插上侧孔针以排气,倚靠于机器右端。

③将所需药品打开,放置于操作台左边,按下 volume 键输入 0,按下 high 键调整速度,并按下 start 键开始,使用左边进液口开始抽取。

④抽取完成后,按下 start 键结束抽液,将已加好药品的药品袋从右边取下,收集结束。

2)双向精密移液泵的校准

①同时按下 interval 键与 C/CE 键,再按下 clear units filled 键清零后开始校准。

②将连接器左侧与待校准液体连接,右侧使用连接器与 50 mL 空针连接。

③输入液体排干净管内空气后,按下 volume 键输入 20 mL,并按下 start 键开始将液体精密转运至 50 mL 注射器中,观察注射器度数,按下 adjust 键,输入观察读数进行校准,直至观察读数与实际读数相同后,即可宣布校准成功。

3)双向精密移液泵的移液

①左边连接好待转移液体,右边连接好需加液溶媒。

②首先按下 volume 键,选择所需转液量,再按下 volume 键确定。

③按下 start 键或踩下脚踏,进行一次加液;加液完成后,拔出针头,插入另一袋已消毒完毕的溶媒中,再次按下 start 键或踩下脚踏进行加液,直至加液结束。

④加液完成后,需在相应位置打钩,表示已经抽取,并签字确认。

3.3　双向精密移液泵的维护与保养

①仪器顶盖和机身片每日使用完毕后需用无纺布沾 75%酒精擦拭干净。

②双向精密移液泵上不应压放其他重物,以免损坏仪器结构。

③操作时,触摸式按键的表面及四周要防止进水,按键上如有水迹,应及时擦干。

④严格防止药液流入仪器内部,造成电路故障,影响正常工作。

⑤如有故障,应停机,拔掉电源插头,及时报告当日值班负责人,联系维修人员进行检查维修。

第八节　生物安全柜的操作规程

1.目的

制定生物安全柜的操作规程,保护操作人员免受有害气雾、微粒或飞溅药液的伤害。保证所配置的药物不被微粒或其他微生物污染。

2.适用范围

PIVAS 抗生素类静脉用药物、细胞毒性药物的集中调配和相关工作人员。

3.操作规程

3.1 消毒

①每天在操作开始前、后,应先开启紫外线灯消毒半小时,再开启(关闭)风机,然后用清水浸湿的无纺布擦拭工作区域的顶部、四壁及台面,顺序为从上到下、从里到外,之后再用75%酒精浸湿的无菌纱布重复上述操作。

②在调配过程中,每完成一组成品输液调配后,应当立即清场,用浸有75%酒精的无菌纱布擦拭台面,除去残留药液,不得留有与下批输液调配无关的药液、余液、用过的注射器和其他物品。

③每隔3~5 min 或接触过未经消毒的设备后用75%酒精消毒双手。

3.2 操作

①生物安全柜必须在开机半小时后方可进行配置。

②在用紫外线灭菌灯时,应关闭前窗;但应注意,紫外线的杀菌效果并不好,因此,应在上班时间内保证生物安全柜风机的持续运转,并在配置前后使用75%酒精进行常规消毒。

③如配置细胞毒性药物,须戴双层手套、双层口罩,穿戴一次性手术衣。

④所有的调配操作必须在操作台中区进行(距离外沿20 cm、内沿8~10 cm)。

⑤配置操作时,前窗不可抬高过安全警戒线,否则操作区域内将不能保证负压,造成药物气雾外散,伤害配置人员及污染配置洁净间,同时操作区域内有可能达不到百级的净化要求。

⑥生物安全柜的回风槽应在当天操作结束后用清水清洁,再用75%酒精消毒擦拭。

⑦应定期对生物安全柜进行动态下(即有人操作时)浮游菌测试,将培养皿打开后放置在操作台面上半小时,封盖后进行培养计数。

3.3 年检

自使用之日起每年对生物安全柜进行各项参数的检测,以保证质量。

第九节　水平层流洁净台使用操作规程

1.目的

建立水平层流洁净台的标准操作规程,规范水平层流洁净台使用操作,保证配置输液符合质量要求。

2.适用范围

适用于在水平层流洁净台配置的所有药品及相关工作人员。

3.操作规程

3.1　水平层流洁净台的清洁与消毒

①每天在操作开始前,由早班人员提前启动紫外线灯,紫外线灯消毒 30 min 自动关闭;进入调配间后首先开启风机循环,再用 75%酒精浸湿的无菌纱布擦拭水平层流洁净台顶部、内侧、两侧及台面,顺序为从上到下、从里向外;消毒后铺上一次性手术垫,再将配置所需的抽水小桶、开瓶器、圆珠笔、剪刀等用 75%酒精浸湿的无菌纱布擦拭后整齐摆放在水平层流洁净台的中间或两侧,最后打开照明灯进行调配。

②在调配过程中,每完成一组成品输液调配后,应当立即清场,用 75%酒精浸湿的无菌纱布擦拭台面,除去残留药液,不得留有与下批输液调配无关的药液、余液、用过的注射器和其他物品。

③每天调配工作结束后应彻底清场,关闭照明灯,先用清水浸湿的无纺布清洁,再用 75%酒精浸湿的无菌纱布擦拭水平层流洁净台顶部、内侧、两侧及台面,顺序为从上到下、从里向外,风机继续运行 15 min 后,启动紫外线灯消毒 30 min。

3.2　水平层流洁净台的操作与注意事项

①水平层流洁净台启动 30 min 后方可进行静脉用药调配。

②应当尽量避免在操作台上摆放过多的物品,较大物品之间的摆放相距最少 15 cm;小件物品之间的摆放相距最少 5 cm。

③应当保证洁净的空气第一时间从洁净工作台上的无菌物品上流过,即物品与高效过滤器之间应当无任何物体阻碍,即"开放窗口"。

④避免任何液体物质溅入高效过滤器,高效过滤器一旦被弄湿,很容易产生破损及滋生霉菌。

⑤避免物体放置过于靠近高效过滤器,所有的操作应当在操作区内进行,随时保持"开放窗口"。

⑥避免在洁净间内做剧烈动作,避免大声喧哗,应当严格遵守无菌操作规则。

3.3　水平层流洁净台的分区与要求

①内区,最靠近高效过滤器的区域,距离高效过滤器 8～10 cm,适宜放置已打开的安瓿和其他一些已开包装的无菌物体。

②操作区,即洁净台的中央部位,距离洁净台边缘 10～15 cm,所有的调配应当在此区域完成。

③外区,距离台边 15～20 cm 的区域,可用来放置有外包装的注射器和带外包装的物体(应尽量不放或少放)。

4.注意事项

①安瓿用砂轮切割和西林瓶注射孔的盖子打开后,应当用消毒液消毒,去除微粒,打开安瓿的方向应当远离高效过滤器。

②水平层流洁净台每周应当做一次动态浮游菌监测。方法为将培养皿打开,放置在操作台上半小时,封盖后进行细菌培养,菌落计数。

③每年应对水平层流洁净台进行各项参数的检测,以保证洁净台的运行质量,并经法定检测部门验证合格后方可继续投入使用。

第十节　进入 PIVAS 人员清洁、更衣操作规程

1.目的

规范进出 PIVAS 相关工作人员的清洁、消毒、更衣操作,符合 PIVAS 质量管理规范的要求。

2.适用范围

适用于进出中心的所有相关人员。

3.操作规程

3.1　身份识别

①凭识别身份密码(由PIVAS负责人设定)进入PIVAS,非本中心人员未经中心负责人批准,不得进入。

②进入PIVAS后,中心工作人员在换鞋区脱去外出鞋,放入鞋柜,更换工作区拖鞋,然后进更衣间内脱去自己的衣服,更换中心工作服,手提包、首饰放在自己的柜子内,最后进入洗手区按六步洗手法洗手,戴发帽及口罩。

③非中心工作人员征得负责人同意后,在中心工作人员引领下,填写《非中心人员进出PIVAS登记表》,穿戴一次性鞋套,进入更换区穿戴一次性手术衣,按六步洗手法洗手,戴发帽及口罩。出PIVAS前,在更换区除去口罩、帽子、一次性手术衣,口罩、帽子、手术衣放入医疗垃圾桶。在换鞋区脱去鞋套,放入门前的生活垃圾桶内,按出门开关出去。

3.2　进入洁净区

①换洁净区专用鞋(一更十万级)。

②按六步洗手法洗手并烘干。

③进入万级洁净区（二更万级）。

④戴一次性口罩、穿洁净防护服、戴一次性医用手套、用免洗手液湿润双手后方可进入配制间。

3.3　离开洁净区

①临时外出时,在二更室脱下洁净防护服,摘下口罩及一次性手套,弃于医疗废物垃圾桶。

②在一更间更换PIVAS工作服和工作鞋。

③在更换区摘除发帽,出PIVAS控制门处更换为外出服装与鞋。

④重新进入洁净区时,必须按以上进入程序重新清洁、消毒及更换进入工作服、工作鞋、戴一次性口罩、手套等。

⑤当日调配结束后,脱下的洁净区专用鞋、洁净防护服应按要求清洗消毒;一

次性口罩、手套一并丢入污物桶。

4.注意事项

按 SOP 规程作好相应的记录。

第十一节 空气净化与空调系统的使用维护操作规程

1.目的

规范空气净化系统与空调系统的正确操作与维护使用。

2.适用范围

适用于本中心空气净化系统与空调系统的使用与维护,以及中心所有操作的相关工作人员。

3.操作规程

①空气净化系统的总控开关集中设在中心摆药区的控制面板。空气净化系统的总控开关限定专人开关机(早班开机、晚班关机),其余人员不得随意碰触。

②空气净化系统由三部分构成:冷热空调主机"1"、新风机组"2"、空调组"3"(营养药物调配间、抗生素调配间)。

③打开流程(提前 30 min 打开系统):

a.打开冷热空调主机"1"的开关,观察机组是否运行正常。

b.打开新风机组"2"的开关,观察机组是否运行正常。

c.打开空调组"3"的开关,观察机组是否正常运行,并记录;如出现空调故障或高效阻塞报警,拨打维修人员电话并记录(故障原因、是否维修、现运行情况)。

④控制面板的空调系统只包括普通调配间与化疗抗生素调配间,不得随意调节空调的温度值(设置温度 22~26 ℃、湿度 40%~60%)。新风机组管控整个调配中心。

⑤关闭流程:空调组"3"→新风机组"2"→冷热空调主机"1"。

⑥完成静脉药物调配中心全部的清洁卫生,工作完全结束后才能关闭运行系统。

4.保洁与维护

4.1 保洁

①高效过滤器的送风口和回风口,定期(3个月)清洁擦拭一次。

②调配间高效过滤器的送风口,定期(1个月)消毒清洁擦拭一次;回风口每天用消毒液擦拭;回风网每周取出清洗;回风槽消毒清洁擦拭,并记录(在每日清场记录内)。

③定期(3个月)进行静脉药物调配中心大扫除。

④新风机组的风口设有金属过滤网,每周清洁一次。

4.2 维护

①根据中心空调、空气净化系统的运行记录情况,对初效、中效、高效过滤器实行定期监察更换制度。

②凡不同净化区间压差或温、湿度出现异常,应及时查找原因并加以解决。

③在压差或温、湿度无异常的情况下,原则上初效过滤器4~6个月、中效过滤器6~12个月、高效过滤器6~12个月进行更换,更换期满应提前通知相关部门。

④凡更换高效过滤器,净化效果应经法定部门检测,合格后方可投入使用。

⑤凡不能自行处理的故障,应及时联系相关维修人员。

第十二节　贴签摆药核对操作规程

1.目的

制定贴签摆药拆盖与核对的标准操作规程,避免发生差错事故,保证输液成品质量。

2.适用范围

PIVAS 所有药品及相关的操作人员。

3.操作规程

①摆药由两人共同完成,摆药开始前先根据当日加药汇总单在摆药机上编辑加药单,由两人共同完成加药任务。摆药前需对摆药台面进行清场,用75%酒精擦拭台面,保证摆药台干净整洁。

②按照打印好的批次汇总单,一人准备溶媒,另一人准备药品。药品数量按照拆零汇总准备,药品均以相同批次、相同主药为原则分篮摆放。准备药品时根据汇总单编号点击摆药机上对应的药单编号,摆药机会自动定位药品位置,拿药人员根据指示灯进行拿药,并按灭指示灯。相应操作要求注意力高度集中,避免犯错,清点时要求正确,发现不对及时复核。溶媒与药品准备完毕后需交叉复核,根据汇总单逐一核对溶媒和药品名称、规格与数量,每复核一项打钩一次,无误后签名确认。

③准备工作完成后,一人贴签。贴签前,需再次核对输液标签上标记的调配批次与日期、溶媒与主药是否正确,核查输液标签是否完整、清晰,无误后再按输液标签批次贴签,如有错误或不全,应当告知审方药师校对纠正后再贴签。贴签时,贴签人员按照批次顺序将输液标签贴在相应溶媒上,并按规定放入特定批次颜色的药篮内(区分批次:第一批红色,周转箱为红色;第二批黄色,周转箱为黄色;第三批红色,周转箱为红色;第七批绿色,周转箱为绿色;细胞毒性药品用蓝色,其他批次均为白色,分开摆放)。贴签时尽量做到平整无褶皱,贴签过程中注意力需要高度集中,认真仔细,不得有半点马虎,保证准确、无误。

④另一人准备摆药核对并把摆好的药品放在转运车上。摆药人员接收贴好输液标签溶媒液袋(瓶)的药篮,检查标签上药品的名称、剂量、规格、数量等是否正确,每一药篮为同一种主药。确认无误后,将正确的药品和溶媒液袋(瓶)一起放在同一药篮里,注意药品的完好性及有效期。按输液标签所列批次、相同主药为单位核对无误后,将摆好的药篮按要求摆放至摆药架上。

⑤每批次静推标签不需准备溶媒,只需按照拆零汇总数量分篮准备药品,核对无误后,根据标签以主药为单位,将每一相同主药标签和正确药品放在同一药篮里。

⑥摆药人员要仔细核对,注意相似药品。药品按种类分篮放置,注意不要有其他药品混入篮中。摆药时摆放有序、均匀,方便配置使用,大药篮尽量整齐,液体袋不宜变形,标签不宜褶皱。

⑦每批次药品摆药完成后,药品与溶媒无剩余,若有不符应立即查找原因。最后,贴签人与摆药人在《摆药贴签记录本》上签字确认。

⑧摆药人员按批次、内外科室、药物性质等的不同分别通过传递窗将已摆好的药品送入洁净区操作间的指定位置,摆药人员还要负责准备推针溶媒,传递调配间所需推针,对需要冷藏的药品应放置于 2~8 ℃ 的冰箱中保存,临配置前传递入洁净区。

⑨摆药完成后,需对摆药台面再次进行清洁整理,保证摆药台面干净整洁,然后对摆药机进行清理,查看每个药盒,清理多余垃圾,最后关好水电、门窗,摆药工作完毕。

4.摆药注意事项

①摆药时,应确认同一患者所用同一种药品的批号相同。

②将输液标签整齐地贴在输液袋(瓶)上,但不得将原始标签覆盖。

③摆药工作人员(药师/护士)应实行双人核对,并签名或签章;如在贴签与摆药过程中存在任何疑点,立即停止并及时与审方药师联系,核对无误后方可进入下一流程。

④每个批次摆药完成后,应由摆药人员对汇总药物的使用情况进行核对,无误后签章以示确认。

第十三节　静脉药物配置中心
二级库房药品管理操作规程

1.目的

制定二级库房药品管理操作规程,确保药品质量,保证临床安全用药。

2.适用范围

PIVAS 药品及其相关操作人员。

3.操作规程

3.1　药品请领

①每周周一、周三清点现存药品数量并根据药品消耗量情况制订药品领取计划,向药库请领。

②临床有急需药品,可以与药库联系,临时领取药品,或与其他药房协调解决。

③药品库存量应能基本保证静脉配置中心一周的消耗量。

3.2　入库处理

①药品到达二级库房时,参照出库单核对药品的品名、规格、数量、批号、有效期、厂名等是否与出库单一致,合格后,在出库单上签字,出库单一式三联,前两联返回一级库房,第三联 PIVAS 保存备查。

②由医药公司直接送入二级库房的药品,参照出库单核对药品的品名、规格、数量、批号、有效期、厂名等是否与出库单一致,合格后,在出库单上签字,出库单一式三联,前两联返回一级库房,第三联 PIVAS 保存备查。并在《库房医药公司药品进入明细登记本》上做好登记。

③打开电脑,在药局管理模块中选择出入库,进行入库保存,保存好的单据号在单据审核栏内记账。

④将入库药品及时拆包后放入库房相应的药架上。

⑤对验收中发现问题的药品,应及时和库房联系进行退货。

3.3　药品养护

①药品按药理分类存放,并装箱,保持整齐。

②毒、麻、精神药品、危险药品及贵重药品按规定分别存放在专柜中,实行专人、专方、专账、专册、专柜加锁保管,建立专账登记账册,做到账物相符,每月盘点一次。

③贵重冷藏药品、贵重化疗药品、贵重药品每日交接班登记,交接班内容包括:药品名称、规格、上日转入量、入库量、发药量、退药量、现存量、登记人员签名及备

注。每班次工作人员均需认真清点药品、认真填写。书写有误时,用红色笔在原处签名,不得涂改、粘、擦,且使用统一颜色笔书写,资料保存 1 年。

④每月月底进行一次药品盘存,清点数量,检查药品效期,对六个月以内效期的药品进行登记并公示在效期栏,及时跟踪近效期药品的用药情况。

⑤常温保存和阴凉处保存的药品,放在阴凉库房,控制温度在 20 ℃以下、湿度 45%~75%。冷藏药品放置在冰箱里,控制温度在 2~8 ℃、湿度 45%~75%。

⑥储存药品与墙、屋顶之间的距离不得小于 30 cm,与地面的间距不得小于 10 cm;药品堆垛应严格遵守药品外包装图标志的要求,规范操作;怕压药品应控制堆放高度,定期翻垛。

⑦登记统计数字一律用阿拉伯数字,蓝黑墨水书写,字迹清晰,修改时填写人要加盖公章,统计数字以小数点后两位数为限,第三位按四舍五入计算。药品登记统计所用的计量单位一律采用国际单位,注射剂一律以"支(瓶)"为单位。

⑧库存药品若有超短、损耗、过期失效情况时,应填写药品超短、损耗、报废单,药品超短、损耗、报废单的内容包括:品种、数量、金额、原因、日期等项目,经领导批准,记账后方可撤销。撤销药品交科室统一处理。

⑨定期检查库房防火、防盗等安全设施,做好防火、防盗、防爆等安全工作。

3.4 药品拆零与发放

①药品入库后及时拆包,拆包后的药品统一用包装袋按一定数量(50 支/袋、100 支/袋)装好,放入药品箱。

②拆包药品应本着近效期先用的原则,不同批号药品不能混装,同一批号的药品用完后再用其他批号的药品。

③药品应实行先进先入先出库的原则,药品出二级库时应在相应的登记表上做好登记。

④避光药品不能拆零。

⑤拆包药品按照规定放置在摆药区的相应位置,与药品标签对应,不能擅自更改药品存放位置。

3.5 资料保存

所有资料按要求保存在相应的文件柜里,保存一至三年以备查阅。

第十四节　药品拆包上架操作规程

1.目的

制定药品拆包上架操作规程,规范药品拆包上架操作,避免药品批号混淆及摆放位置错误。

2.适用范围

负责 PIVAS 所有药品拆包及上架的相关工作人员。

3.操作规程

3.1　拆包

①所有有外包装的药品(除特殊药品外),必须在库房将外包装拆除;有塑料袋包装的溶媒,须拆除塑料包装,不能将外包装带出库房。

②药品拆包时注意药品批号,新来药品批次与库存药品不同时,新批次药品用蓝色袋子或隔断隔开,同时在蓝色袋子外包装或隔断上标记药品批号,提醒药品上架人员注意,一个批号的药品用完后再用其他批号的药品。药品拆包时遵循先进先出、近效先出的原则。

③药品拆包后按照拆包要求按一定数量分包装好,放置在规定的药箱内,并在库房药箱外贴上白色标签标注箱内药品批号。

④溶媒拆包后,按照一件溶媒还一件溶媒的原则装好,并与未拆包溶媒分开放置。上架时应先用拆包溶媒。

⑤化疗药以及贵重药品不能拆包。

3.2　药品上架

①每日固定班次上架,不能随意更改药品存放位置。每日上药量以当日加药单为准。

②药品上架应拆去白色塑料袋(除盘存特殊要求外),同时在库存卡上填写当天加药实数并签名。

③不能混批,如加药时发现批号不同,则应用红色小篮子单独装好,或用格栅将药物分开。注意若药物过多,摆药机药篮无法装下时,当天可以不加该种药品。

④加药时发现破损药品应立即告诉当日值班组长,并督促填写库房药品报损记录表。

⑤加化疗药品时请仔细小心,如发现破损,请参照静脉药物调配中心化疗药品溢出流程处理。

3.3 拆包要求

①除特殊药品(化疗药品、贵重药品、打空包药品)外,所有药品均脱包。

②每包装量为 100 支。以下药品除外:奥西康、思美泰 50 支/包,多抗甲素、氯化钾、倍清星、诺新康、浦优 60 支/包。如因包装差异不能满足 100 支/包则用标签纸注明并贴在该袋外面。

③不能混批。原则上一种药品对应一个箱子,里面只能有一个批号的药品,如出现多个药品批号,应用纸板或者蓝色袋子隔开,且遵循先进先出原则,把先进药品摆在最上面以待加药时先加,最后在箱子外用标签标示箱子里所有的批号并贴在箱子中间。

④特殊大件药品(每周三或周五),按照以下原则分装:19AA 20 mL 每箱 600 支,美凌格每箱 150 袋,碳酸氢钠 250 mL 每箱 80 瓶,高糖每箱 600 支,0.9%NS 250 mL、500 mL,10%GS 50 mL,5%GS 50 mL、250 mL 均按照每箱原袋数装回。

第十五节 药品效期管理操作规程

1.目的

对静脉药物集中配置中心进行效期药品管理。

2.适用范围

PIVAS 二级药库所有药品。

3.操作规程

①所有药品必须标明有效期。无有效期的药品不得进入 PIVAS,超过有效期

的药品禁止使用。

②距有效期不大于 6 个月的药品为近效期药品,有特殊规定的除外。

③领用药品时应根据药品的有效期,在预测药品使用量的基础上合理领用,避免积压。

④一次入库多批号药品时,应分别检查批号和效期。遇近效期药品,应与一级库房联系,在确认无误的情况下方可收货,并通知 PIVAS 负责人,撤回其他效期药品,最先使用近效期药品。

⑤库房不同批次、效期的药品应有明显区分,不能混放。

⑥PIVAS 工作人员每月底检查、核对、汇总库存近效期药品,上墙公示,上报药剂科库房库管,并填写效期药品登记表。

⑦药品盘点时应查看有效期,发现近效期和超过有效期的药品,应立即向 PIVAS 负责人报告,PIVAS 负责人再向科主任汇报。

⑧PIVAS 摆药人员在摆药时应查看药品的有效期、批次,发现超过有效期的药品,应立即向部门组长报告。摆药时应先用红色篮子里的药品,遵循药品先进先出先用原则。

⑨二级库房工作人员进行药品养护时应遵循有关的操作程序,检查所养护药品的有效期,发现近效期和超过有效期的药品,应立即向 PIVAS 负责人报告,PIVAS 负责人再向科主任汇报。临近有效期尚无法用完的药品,按有关药品报损销毁制度进行报损。

⑩临床科室符合退药条件要求退药时,严格检查退回药品有效期,退回的药品应在有效期内,否则不予退换。

第十六节　药品盘点操作规程

1.目的

制定药品盘点操作规程,清查每月药品数量,保证一定范围内的账物一致。

2.适用范围

PIVAS 所有药品及全体员工。

3.操作规程

①库存药品定期进行清理盘点,周期为一个月。

②分区打印盘存单(暂存区域的药品应手写补充)。

③每月月底最后一周的星期一盘点,由当日上班人员抽空进行盘存并及时在摆药机内更新库存。

④按盘存要求分区盘存,要求认真仔细清点,按盘存表内容填写清楚,不得错盘、漏盘,如实反映药品实存数量。实行表格责任承包制(如有误盘,由表格签名人员重盘)。

⑤如盘存单上无该药品,将该药品信息手写在盘存单上。

⑥盘存前确认当批次临时医嘱已计价成功,再进行账目结算。结算后确保盘点完成时刻起科内所有药品未计价。

⑦盘存药品时,检查药架上该药所有批次的药品是否为近效期药品,效期在 6 个月内的药品记录在盘存单上,3 个月以内的药品清出另外放置,并报告 PIVAS 负责人,盘存后先用。

⑧盘存库房药品时,盘点实数应规范填写在盘存单与库存卡上。

⑨盘存摆药机内药品时,应边盘边用酒精消毒药盒。

⑩盘存过程中,对已变质、变色、污染、失效的药品清出并记录。

⑪盘存完成后汇总盘存单药品量与临时摆药区内未计价药品,相加后为二级库房现库存量。

⑫在药局管理软件上将盘存汇总实数填报,与电脑上的库存数对比。记下有差异及不合理的药品,通过查找盘存记录或重新盘存找出差异原因,确保盘存数量为实际数量。

⑬盘存数据确认无误后方可上传至药局管理系统。

⑭针对盘存中出现的不正常因素进行每月盘存分析,对不合理的盘存实数写明原因并上报科室负责人。

⑮整理盘存数据资料,库内一切账目、表册等均按规定保存 3 年。销毁时应登记,经领导批准后方可实施。

第十七节　PIVAS 文件保管操作规程

1.目的

规范 PIVAS 文件保管的操作流程,有效保护患者、病房医护人员与配置中心的合法利益。

2.适用范围

PIVAS 的全部文件。

3.操作规范

①按照 PIVAS 管理规定,所有与静脉配置中心工作有关的文件,根据不同要求放置在各文件柜内保存。

②静脉配置中心文件由中心负责人负责管理,负责人不在时由总务人员负责管理,各班次工作人员均须按管理要求执行。

③静脉配置中心文件要定点存放,各文件、表格单按要求排列整齐,不得丢失,不得随意涂改,用后必须放回原处。

④静脉配置中心各种文件按规定书写与记录,定期检查,发现书写不规范时,及时指正。

第十八节　PIVAS 安全保卫操作规程

1.目的

规范 PIVAS 安全保卫操作规程,确保 PIVAS 工作安全。

2.适用范围

PIVAS 所有工作人员。

3.操作规程

①静脉配置中心已配备品种、数量充足的消防设施,包括消防栓 3 个、干粉灭火器 32 个,干粉灭火器分成 4 个一组,分别放在固定的位置。

②75%酒精放在物料间保管柜里,专人保管及领用。

③细胞毒性药物严格按照标准操作规程配置,配置和使用时必须穿戴防护衣及佩戴防护眼罩。

④切割安瓿时,用切割砂轮切割。

⑤每日早一、中一班进行消防安全巡查,并做好相关记录,如有异常,及时上报保卫科,进行检查。

⑥每日早一、中一班对科室的公用设施系统与环境进行检查,并做好相关记录,如有异常,及时通知相关部门检查维修。

⑦电器设备使用前应检查有无漏电情况,确认正常后方可使用。

⑧每日下班前,固定班次检查水、电、气的阀门或开关。

⑨所有工作结束离开工作场所时,检查门窗是否关严、锁好,并确认。

⑩个人贵重物品不得存放在休息室内,更不得带入工作场所。

第二篇 PIVAS 质量管理构架及岗位职责

第一节 PIVAS 质量管理组织构架

PIVAS 的质量管理主要分成 7 个模块:质量督查组、审方核对组、调配组、感控组、药品管理组、消防安全组、文件管理及仪器设备管理组。药品管理与消防安全检查需要每日检查,可合并成一组,其余 5 个模块自成一组,设置组长,每组下面分设组员,如图 1-1 所示。

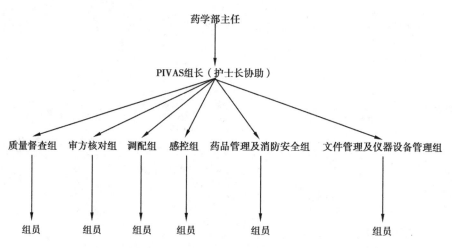

图 1-1 PIVAS 质量管理组织架构

1.质量管理组长选拔原则

PIVAS 各质量管理层实行聘任制,人人均可参加管理,聘任采用演讲的方式,制订 PIVAS 组长及各小组长竞岗测评表(表1-1),采取公平公正的方式,所有人员现场打分,现场分数占比60%。此外,科室质量与安全管理小组根据报名情况及各方面的考察打分,占比40%。取得聘用资格后,任期2年,2年内无特殊原因(工作变更、身体原因、科室考察确实不适合本岗位、出现个人原因引起的重大差错等),科室不再重新聘用其他人员。

表1-1　PIVAS 组长及各小组长竞岗测评表

姓名	竞聘岗位	仪表端庄、语言表达流畅 /5分	PPT 界面简洁、条例清晰、重点突出 /5分	团队合作执行力 /10分	岗位目标清晰、实施路径客观 /10分	专业理论与技能 /20分	创新开拓与危机应急能力 /10分	综合得分

2.质量管理组长学历及资历要求

①质量督查组组长要求:大学本科及以上学历,药师及以上职称,在 PIVAS 工作5年以上。

②审方核对组组长要求:大学本科及以上学历,药师及以上职称,在 PIVAS 审方岗位工作5年以上。

③调配组组长要求:大学专科及以上学历,在 PIVAS 调配岗位工作3年以上。

④感控组组长要求:大学专科及以上学历,在 PIVAS 调配岗位工作3年以上。

⑤药品管理及消防安全组组长要求:大学专科及以上学历,在 PIVAS 工作3年以上。

⑥文件管理及仪器设备管理组组长要求:大学专科及以上学历,在 PIVAS 工作3年以上。

3.各岗班组长选拔原则

各岗班组长的选拔采取自愿报名后再由科室质量与安全管理小组投票选举的原则,每一年的班组长人选将从以下几个方面择优选拔:

①前一年年度考核优秀者;

②前一年年度质量督查优胜者(督查或质量检查中无违反操作规则事项和无出科差错);

③调配数量优先者(全年比较);

④科室质控会全勤者;

⑤两次技能大赛成绩优胜者;

⑥继教考试及三基考试平均成绩优秀者;

⑦操作考核优秀者;

⑧无迟到早退者;

⑨上一年班组长工作优秀者优先。

每年1月统计9项综合考评结果,前8位成为下一年的班组长,每年3月进行轮换,如质量督查时发现了问题但班组长未交班,则停止一年班组长工作。

第二节　PIVAS 质量管理岗位职责

1.PIVAS 质量督查组组长岗位工作职责

1)请示上报

PIVAS 组长、护士长。

2)学历要求

药学或护理专业本科及以上学历。

3)资历要求

善于沟通协调,有较强的管理、组织能力;5 年以上药学或护理专业工作经历;药师或护师职称。

4)工作职责

①负责按《静脉用药集中调配管理规范》实施 PIVAS 各岗位质量管理。

②负责根据国家标准制定或修订各项质量管理制度,并督促各项质量工作落实到位。

③负责培训各环节质量监督员的培训工作,按 PIVAS 统一标准实施质量督查。

④定期对各环节进行质量检查,责令相关小组进行整改,并追踪整改效果。

⑤协助药学组长或护士长定期召开科室质量控制会,每月对质量问题进行分析,责令相关组提出整改措施,督促整改贯彻执行和效果追踪分析。

⑥负责提出 PIVAS 每年质量监测项目,按质量管理要求进行每月质量监测并进行效果分析。

⑦协助药学组长或护士长组建 PIVAS 质量安全团队,运用质量管理工具对各环节实行质量监管,保障各环节工作高效、安全、有效。

⑧协助药学组长或护士长在 PIVAS 的其他管理工作。

5)工作标准

①能与 PIVAS 各小组负责人、本科室负责人有效沟通。

②有一定的管理基础,能运用部分质量管理工具,思维活跃,善于总结分析。

③工作责任心强。

④能有效调动 PIVAS 各工作人员的工作热情,提高工作人员的工作效率与工作质量,使 PIVAS 配置成品合格率 100%。

⑤协助 PIVAS 组长建设好静脉药物调配中心,满足临床各科室需要,满意度 100%。

⑥保证 PIVAS 业务学习及技能培训、考核全部合格。

2.PIVAS 审方核对组组长岗位工作职责

1)请示上报

PIVAS 组长、护士长。

2)学历要求

药学专业本科及以上学历。

3)资历要求

善于沟通协调,有较强的管理、组织能力;5 年以上药学专业工作经历;药师及以上职称。

4) 工作职责

①按中心组长的要求安排班次,负责协调中心内审方及核对各岗位人员的工作,督促审方及核对人员执行各项规章制度和操作规程。

②定期分析各阶段审方及核对工作情况,根据工作量合理调整工作时间及工作内容。

③定期汇总处方审核、成品核对、临床沟通等环节的差错,进行差错分析并填写整改报告,根据差错原因制订差错培训计划,并将培训落实到位。

④协助做好 PIVAS 与临床的协调工作,负责临床调研工作的开展及临床信息反馈。

⑤定期带领药学人员到临床进行药物相关知识培训,收集临床不良反应及输液反映情况,分析原因并提出整改措施。

⑥记录并分析临床不合理医嘱,每月汇总临床各科室不合理医嘱情况并上报给组长。

⑦组织人员做好处方点评工作,每季度汇总并在医院汇报。

⑧定期组织药学人员进行相关专业知识的学习与培训,持续提升相关临床药学服务的专业能力。

⑨督查审方人员如实填写相关表格。

⑩做好中心内审方及核对人员与调配人员的协调工作。

5) 工作标准

①能与各病房负责人/护士长、本科室其他部门进行有效沟通。

②能有效调动 PIVAS 各工作人员的工作热情,提高工作人员的工作效率与工作质量,使 PIVAS 配置成品合格率 100%。

③协助 PIVAS 组长建设好静脉药物调配中心,满足临床各科室需要,满意度 100%。

④保证 PIVAS 药学人员业务学习及技能培训、考核全部合格。

3.PIVAS 调配组组长岗位工作职责

1) 请示上报

PIVAS 组长、护士长。

2) 学历要求

护理或药学专业专科及以上学历。

3）资历要求

善于沟通协调,有较强的管理、组织能力;2 年以上护师或药学专业工作经历。

4）工作职责

①按中心组长的要求安排班次,负责协调中心内调配各岗位人员的工作,督促调配人员执行各项规章制度和操作规程。

②定期分析各阶段调配工作情况,根据工作量合理进行仓内工作时间及工作内容分配。

③定期汇总调配各环节差错,进行差错分析并填写整改报告,根据差错原因制订差错培训计划,并将培训落实到位。

④检查输液配置过程中的各环节质量,根据实际情况制定新的调配操作标准,严格督促所有调配人员按标准操作执行。

⑤负责仓内所有区域的环境卫生管理,严格执行清场规定。

⑥负责考核中心内调配人员的工作质量,严格按科室制度执行考核。

⑦做好中心内调配人员与处方审核、成品核对人员的协调工作。

⑧根据使用情况制订一次性注射器、消毒用品、包装用品及其他耗材的申领计划。

⑨组织中心内调配人员定期进行业务学习和继续教育。

5）工作标准

①能与中心组长/护士长、本科室其他部门进行有效沟通。

②能有效调动 PIVAS 各工作人员的工作热情,提高工作人员的工作效率与工作质量,使 PIVAS 配置成品合格率>99.9%。

③协助 PIVAS 组长建设好静脉药物调配中心,满足临床各科室需要,满意度>90%。

④保证 PIVAS 调配人员业务学习及技能培训、考核全部合格。

4.PIVAS 感控组组长岗位工作职责

1）请示上报

PIVAS 组长、护士长。

2）学历要求

护理或药学专业专科及以上学历。

3)资历要求

善于沟通协调,有较强的管理、组织能力;2 年以上护师或药学专业工作经历。

4)工作职责

①负责中心所有清洁卫生工作,督促执行院感各项规章制度和操作规程。

②负责检查各岗位清场工作是否彻底,各用物是否按要求清洗消毒,地面清洁消毒是否按规定进行。

③负责监督管理医疗垃圾分类放置和按要求分类处理,检查医疗垃圾回收情况,杜绝医疗垃圾外流。

④负责管理各清洗间用物清洁消毒,负责监督管理各洁净区用物分区放置。

⑤监督检查洁净服和工作服清洗工作。

⑥监督检查中心人员卫生工作,进出衣服、拖鞋的更换和摆放,生活区外带食物的保存,定期整理生活区用物,定期检查休息室被服更换情况,保持生活区环境洁净。

⑦监督管理进出人员的登记和更换衣服情况。

⑧监督检查消毒液的更换和定期检查消毒液浓度。

⑨监督检查摆药篮、药箱、配送箱的清洁消毒情况。

⑩定期检查中心人员手卫生和调配间尘埃粒子监测落实情况。

⑪认真执行医院感控要求,及时传达医院感控相关信息,组织中心感控培训及考核。

⑫管理中心环境卫生,发现四害及时处理,排查引起原因,及时提出整改措施。

5)工作标准

①院感监测及督查 PIVAS 内各项指标合格率 100%。

②应定期检查各环节清洁消毒情况,按医院院感要求及时整理或制定新的标准。

③中心及临床医务人员对当事人的满意度>95%。

④业务学习及技能培训、考核全部合格。

5.PIVAS 药品管理及消防安全组组长岗位职责

1)请示上报

PIVAS 组长、护士长。

2）学历要求

药学专业专科及以上学历。

3）资历要求

善于沟通协调，有较强的管理、组织能力；2 年以上药学专业工作经历。

4）工作职责

①根据静脉药物调配中心内用药情况制订进药计划，保证中心内用药需求，不得由于人为失误造成断药的情况。

②严格控制质量，在药品进库前必须对药品的品名、规格、批号、数量、合格单、质量等进行验收，发现问题及时与一级药库联系。

③每次向一级药库领取的药品必须摆放在规定位置，并做到先进先出，确保药品的合理储藏和使用，不得发生人为失误所造成的药品过期和变质，要做好防霉防潮工作。

④必须认真做好药物领发和签收工作，做好每月药品消耗统计，做好账卡登记，做到账物相符。

⑤如发现药品暂缺，应及时向其他部门调剂，并通知药库加急进药，同时通知医生、收费处等部门，做好药品管理、供应工作。

⑥定期组织人员进行 PIVAS 内药品质量检查，不同种类药品不得混装、效期药品必须有醒目标识、不同批号药品不得混放，发现不合格药品上报药学部。

⑦每月组织人员对 PIVAS 破损药品、报废药品、节余药品作汇总报告。

⑧定时进行药品的盘点工作，确保药品库存信息的及时更新。

⑨协助 PIVAS 组长检查工勤人员的工作质量。

⑩负责检查中心水电等的运行情况，做好安全保卫工作，负责科室各种应急预案演练及消防培训工作。

5）工作标准

①药品消耗和申领合格率 100%。

②不得发生药品过期事故。

③各项记录完整，漏记发生率为 0。

④中心及临床医务人员对当事人的满意度>95%。

⑤业务学习及技能培训、考核全部合格。

6.PIVAS 文件管理及仪器设备管理组组长岗位职责

1)请示上报

PIVAS 组长、护士长。

2)学历要求

药学专业专科及以上学历。

3)资历要求

善于沟通协调,有较强的管理、组织能力;3 年以上药学专业工作经历。

4)工作职责

①负责 PIVAS 所有表格的修订工作。

②负责定期检查所有表格记录是否完善。

③负责定期整理各项表格并按不同性质分类装订,统计结果。

④负责定期检查及打印各类表格,保证科室正常记录。

⑤负责科室所有文档归类,按医院要求完成分类工作。

⑥负责传达医院各项规章制度,按医院的规章修订 PIVAS 制度,协助各组组长完成各岗操作流程的修订。

⑦根据工作进度,对 PIVAS 药品信息和其他信息进行维护。

⑧定期巡检洁净间以保证洁净区域的地板、墙壁、天花板完好、无损坏,若发现有裂缝,应及时安排修理并做好相应的维护记录。

⑨定期检查空调系统,清洗或更换预过滤器,并做好相应的维护记录。

⑩定期检查洁净工作台的风压,以及不锈钢台面有无锈迹。

⑪安排对整个洁净系统的定期监测,包括环境空气微粒、微生物、压差以及高效过滤器风速等,并出具书面检测结果。

⑫负责联系维修人员维护配置中心的其他设施设备。

5)工作标准

①PIVAS 内各项表格记录合格率 100%。

②应定期检查各种仪器设备是否运行正常,与仪器设备管理员协调做好仪器设备管理工作。

③中心及临床医务人员对当事人的满意度>95%。

④业务学习及技能培训、考核全部合格。

第三节 PIVAS 各质量小组考核标准

PIVAS 各质量小组考核标准详见表 3-1—表 3-7。

表 3-1 PIVAS 药学组长质量管理考核表

科室：   考核人：

项目	考核内容	考核标准	分值/分	实得分/分
日常工作	合理安排药学、护理人员的日常工作,按时排班并打印排班表	一项不符合扣 3 分	3	
	合理安排工勤人员的日常工作,按时将排班表交给工勤管理部门	一项不符合扣 2 分	2	
	关心 PIVAS 员工身心健康,PIVAS 所有人员按要求完成每年度体检	缺一次扣 1 分	2	
	组织 PIVAS 内的业务、继教、三基培训学习,定期组织中心内人员学习专业知识及专业技能	缺一次扣 1 分	5	
	督促每日班组长按时交班,组织人员对每月交班情况进行统计分析,按分析情况查找操作流程或规章制度的缺陷并进行整改	缺一次扣 1 分	5	
	监督检查各环节质量,组织差错人员对质量差错进行分析,查找差错原因,督查改进	缺一次扣 1 分	5	
	协调处理好中心内药师、护理、工勤等人员间的工作关系,制订员工活动计划	缺一次扣 2 分	2	
	按时统计及核算各岗位工作量,按奖金分配原则公平计算各岗位人员奖金并及时上报医院财务处	一项不符合扣 3 分	3	
	定期对各班人员进行考勤,严格按医院职工考勤制度执行	缺一次扣 1 分	3	

续表

项目	考核内容	考核标准	分值/分	实得分/分
规章制度	制订中心内各项管理制度,按医院和国家行业标准及时修订和补充	缺一次扣2分	10	
	及时传达和贯彻院部及科主任布置的各项工作,并及时汇报配置中心内部各项工作执行情况	缺一次扣2分	10	
质量管理	检查 PIVAS 运行过程中的各环节质量;组织人员进行质量管理及效果追踪,优化各环节操作规程	缺一次扣1分	5	
	制订中心内的考核标准,定期考核配置中心内工作人员的工作质量	缺一次扣1分	5	
	定期进行工作总结,分析前期工作完成情况,制订下一步工作计划	缺一次扣1分	5	
	定期检查贵重药品及其他药品的使用、管理情况	缺一次扣1分	5	
	指定专人负责医嘱审核/药品调配/药品及辅料的管理/环境检查监测/设备保养维护/人员管理监督	缺一次扣1分	5	
	定期组织人员对环境/设备/人员/成品进行抽查,严格按制度规定执行奖惩	缺一次扣1分	5	
临床工作	合理安排人员定期定科室参与临床用药,定期安排人员对临床科室用药情况进行调研	缺一次扣2分	5	
	合理分配药师到临床进行宣教及讲课、介绍新药	缺一次扣2分	5	
	及时协调配置中心和各科室之间的工作关系,征求科室意见,了解临床用药情况	缺一次扣2分	10	

表 3-2 PIVAS质量督查组质量管理考核表

科室：　　　　　　　　　　　　　　　　　考核人：

项目	考核内容	考核标准	分值/分	实得分/分
日常工作	定期对各环节进行质量检查,责令相关小组进行整改,并追踪整改效果	一项不符合扣2分	10	
	协助药学组长或护士长定期召开科室质量控制会	缺一次扣5分	10	
	负责各环节质量监督员的培训工作,按PIVAS统一标准实施质量督查	缺一次扣2分	10	
	负责提出PIVAS每年质量监测项目,按质量管理要求进行每月质量监测并进行效果分析	缺一次扣2分	10	
质量督查	每月对质量问题进行分析,责令相关组提出整改措施,督促整改贯彻执行和效果追踪分析	缺一次扣2分	10	
	负责按《静脉用药集中调配管理规范》实施PIVAS各岗质量管理	一项不符合扣2分	10	
	协助药学组长或护士长组建PIVAS质量安全团队	缺一次扣2分	10	
	运用质量管理工具(两个以上)对各环节实行质量监管,保障各环节工作高效、安全、有效	两个以下差一个扣5分	10	
	负责根据国家标准制定或修订各项质量管理制度,并督促各项质量工作落实到位	缺一次扣1分	10	
协助管理	协助药学组长或护士长合理安排PIVAS的培训及操作考核	缺一次扣1分	5	
	协助药学组长或护士长在PIVAS的其他管理工作	缺一次扣1分	5	

表 3-3　PIVAS 审方核对组质量管理考核表

科室：　　　　　　　　　　　　　　　　　　考核人：

项目	考核内容	考核标准	分值/分	实得分/分
日常工作	按中心组长的要求安排班次,负责协调中心内审方及核对各岗人员的工作,督促审方及核对人员执行各项规章制度和操作规程	一项不符合扣2分	10	
	定期分析各阶段审方及核对工作情况,根据工作量合理调整工作时间及工作内容	缺一次扣2分	10	
	定期汇总处方审核、成品核对、临床沟通等环节差错,进行差错分析并填写整改报告	一项不符合扣1分	10	
	根据差错原因制订差错培训计划,并将培训落实到位	一项不符合扣1分	10	
	协助做好 PIVAS 与临床的协调工作,负责临床调研工作的开展及临床信息反馈	一项不符合扣1分	10	
	督查审方人员如实填写相关表格	一项不符合扣1分	10	
	做好中心内审方及核对人员与调配人员的协调工作	一项不符合扣1分	10	
	定期带领药学人员到临床进行药物相关知识培训	缺一次扣2分	10	
	收集临床不良反应及输液反映情况,分析原因并提出整改措施	缺一次扣2分	10	
处方点评	记录并分析临床不合理医嘱,每月汇总临床各科室不合理医嘱情况并上报给组长	缺一次扣2分	10	
	组织人员做好处方点评工作,每季度汇总并在医院汇报	缺一次扣2分	10	

续表

项目	考核内容	考核标准	分值/分	实得分/分
培训学习	组织药学人员进行相关专业知识的学习与培训	缺一次扣1分	5	
	组织中心内审方及成品核对人员定期进行基本操作培训	缺一次扣1分	5	

表 3-4 PIVAS 调配组质量管理考核表

科室：　　　　　　　　　　　　　　　　考核人：

项目	考核内容	考核标准	分值/分	实得分/分
日常工作	按中心组长的要求安排班次,负责协调中心内调配各岗人员的工作,督促调配人员执行各项规章制度和操作规程	一项不符合扣2分	10	
	定期分析各阶段调配工作情况,根据工作量合理分配仓内工作时间及工作内容	缺一次扣2分	10	
	负责仓内所有区域的环境卫生管理,严格执行清场制度	一项不符合扣1分	10	
	负责考核中心内调配人员的工作质量,严格按科室制度执行考核	一项不符合扣1分	10	
	做好中心内调配人员与处方审核、成品核对人员的协调工作	一项不符合扣1分	10	
	根据使用情况制订一次性注射器、消毒用品、包装用品及其他耗材的申领计划	缺一次扣2分	10	

续表

项目	考核内容	考核标准	分值/分	实得分/分
质量管理	检查输液配置过程中各环节的质量,根据实际情况制定新的调配操作标准,严格督促所有调配人员按标准操作执行	一项不符合扣2分	10	
	汇总调配各环节差错,进行差错分析并填写整改报告	缺一次扣2分	10	
	根据差错原因制订差错培训计划,并将培训落实到位	缺一次扣2分	10	
培训学习	组织中心内调配人员定期进行基本操作培训	缺一次扣1分	5	
	组织中心内调配人员定期进行业务学习	缺一次扣1分	5	

表 3-5 PIVAS 药品管理及消防安全组质量管理考核表

科室: 考核人:

项目	考核内容	考核标准	分值/分	实得分/分
药品养护	根据配置中心内的用药情况制订进药计划,保证中心内用药需求	一项不符合扣1分	5	
	在药品进库前必须对药品的品名、规格、批号、数量、合格单、质量等进行验收,发现问题及时与一级药库联系	缺一次扣1分	10	
	每次向一级药库领取的药品必须摆放在规定位置,并做到先进先出,确保药品的合理储藏和使用,不得发生人为失误而造成药品过期和变质,要做好防霉防潮工作	一项不符合扣1分	10	

续表

项目	考核内容	考核标准	分值/分	实得分/分
药品养护	做好每月药品消耗统计,做好账卡登记,做到账物相符	一项不符合扣1分	10	
	如发现药品暂缺,应及时向其他部门调剂,并通知药库加急进药,同时通知医生、收费处等部门,做好药品管理、供应工作	一项不符合扣1分	10	
	定期组织人员进行PIVAS内药品质量检查,不同种类药品不得混装、效期药品必须有醒目标识、不同批号药品不得混放,发现不合格药品上报药剂科	一项不符合扣1分	10	
	每月组织人员对PIVAS破损药品、报废药品、节余药品汇总报告	缺一次扣1分	10	
	定时进行药品的盘点工作,确保药品库存信息的及时更新	缺一次扣1分	10	
工勤管理	负责工勤人员的业务培训	缺一次扣1分	5	
	协助PIVAS组长检查工勤人员的工作质量	缺一次扣1分	5	
消防安全	负责检查中心水电等的运行情况,做好安全保卫工作	缺一次扣1分	5	
	负责科室各种应急预案演练及培训工作	缺一次扣1分	5	
	负责科室消防安全及培训工作	缺一次扣1分	5	

表 3-6   PIVAS 感控组质量管理考核表

科室：   考核人：

项目	考核内容	考核标准	分值/分	实得分/分
清洁消毒	负责中心所有清洁卫生工作，督促执行各项规章制度和操作规程	一项不符合扣1分	5	
	检查各岗位清场工作是否彻底，各用物是否按要求清洗消毒，地面清洁消毒是否按规定进行	缺一次扣1分	10	
	管理各清洗间用物清洁消毒，负责监督管理各洁净区用物分区放置	一项不符合扣1分	10	
	监督检查洁净服清洗工作和工作服清洗工作	一项不符合扣1分	10	
	监督检查消毒液的更换和定期检查消毒液浓度	一项不符合扣1分	10	
	监督检查摆药篮、药箱、配送箱的清洁消毒情况	缺一次扣1分	10	
	按 PIVAS 规范合理安排感控监测	缺一次扣1分	10	
人员管理	监督检查中心人员卫生工作，进出衣服、拖鞋的更换和摆放，生活区外带食物的保存	缺一次扣1分	5	
	定期整理生活区用物，定期检查休息室被服更换情况，保持生活区环境洁净	缺一次扣1分	5	
	监督管理进出人员的登记和更换衣服情况	缺一次扣1分	5	
	定期检查中心人员手卫生	缺一次扣1分	5	

续表

项目	考核内容	考核标准	分值/分	实得分/分
环节卫生	负责监督管理医疗垃圾分类放置和按要求分类处理,检查医疗垃圾回收情况,杜绝医疗垃圾外流	缺一次扣1分	5	
	管理中心环境卫生,发现四害及时处理,排查引起原因,及时提出整改措施	缺一次扣1分	5	
培训学习	认真执行医院感控要求,及时传达医院感控相关信息,组织中心感控培训及考核	缺一次扣1分	5	

表 3-7　PIVAS 文件管理及仪器设备管理组质量管理考核表

科室:　　　　　　　　　　　　　　　　　考核人:

项目	考核内容	考核标准	分值/分	实得分/分
表格文书	负责 PIVAS 所有表格的修订工作	一项不符合扣1分	5	
	合理安排人员检查所有表格记录是否完善	缺一次扣1分	10	
	定期整理各项表格并按不同性质分类装订,统计结果	一项不符合扣1分	10	
	定期检查及打印各类表格,保证科室正常记录	一项不符合扣1分	10	
	科室所有文档归类,按医院要求完成分类工作	一项不符合扣1分	10	
	传达医院各项规章制度,按医院及 PIVAS 的规章制度修订本院 PIVAS 制度,协助各组组长完成各岗操作流程的修订	一项不符合扣1分	10	

续表

项目	考核内容	考核标准	分值/分	实得分/分
信息维护	按工作需求,及时对 PIVAS 系统基础信息进行维护	缺一次扣1分	10	
	及时更新及维护 PIVAS 内药品信息	缺一次扣1分	10	
仪器设备	定期巡检洁净间以保证洁净区域的地板、墙壁、天花板完好、无损坏,若发现有裂缝,应及时安排修理并做好相应维护记录	缺一次扣1分	5	
	应定期检查空调系统,清洗或更换预过滤器,并做好相应维护记录	缺一次扣1分	5	
	定期检查超净工作台的风压,以及不锈钢台面有无锈迹	缺一次扣1分	5	
	安排对整个洁净系统的定期监测,包括环境空气微粒、微生物、压差以及高效过滤器风速等,并出具书面检测结果	缺一次扣1分	5	
	安排人员联系维修人员维护其他设施设备	缺一次扣1分	5	

第四节　PIVAS 每日班组长岗位职责

1.PIVAS 审方岗各班班组长岗位职责

1)请示上报

PIVAS 药学组长、审方组组长、药品管理组组长、信息和设备维护组组长。

2)学历要求

药学专业本科及以上学历。

3）资历要求

善于沟通协调,有较强临床沟通能力和药学专业知识,能独立处理科室内部及临床纠纷问题;全日制本科 3 年以上药师或药学专业工作经历,非全日制本科 5 年以上药师或药学专业工作经历。

4）工作职责

①审方岗按工作时间和内容分为 2 个班次:早 1(工作时间:6:30~13:30),中 1(工作时间:13:30~20:30),两个班次无缝衔接。

②主要负责工作时间段的医嘱审核、临床事务沟通和解决、记录,长期医嘱、营养液、化疗药、不合理医嘱反馈及记录,用药咨询记录、科室设备维修申报及管理,能运用药学知识判断医嘱的合理性。

③对临床有争议的问题能正确判断,及时处理,合理安排人员解决临床纠纷。

④配合药品管理组进行药品管理、维护,科室缺药时及时发放缺药通知,遇紧缺药品时要与临床协商解决,尽可能保障临床用药,出现药品质量问题及时联系药品组组长或一级库房,缺药或来药与住院部药房保持一致。

⑤药品、辅料、耗材入库处理。

⑥工作质量督查:监督各岗位认真按操作规程执行,发现违反操作规程的及时提醒,总结该时间段的工作隐患问题。

⑦当日工作安排:协同各岗位工作,按班次工作进度及时调整审方、摆药任务。

⑧人员管理:督促各岗位按时到岗,及时协调各岗位工作(包括审方岗位、核对岗位、调配岗位)。

⑨零购药品、贵重药品、毒性药品交接班。

⑩消防安全及毒性药品巡查。

⑪营养液每日用量登记。

⑫科室值班,处理科室简单事务。

⑬汇总当日工作内容,负责每日工作交接班。

5）工作标准

①能与中心组长/护士长、本科室其他员工进行有效沟通。

②能有效调动 PIVAS 各工作人员工作热情,提高工作人员的工作效率与工作质量。

③协助 PIVAS 审方组长管理好医嘱审核质量,优化操作规程。

2.PIVAS 调配岗各班班组长岗位职责

1)请示上报

PIVAS 组长、护士长、调配组组长。

2)学历要求

护理或药学专业专科及以上学历。

3)资历要求

善于沟通协调,有较强的管理、组织能力;2 年以上护师或药学专业工作经历。

4)工作职责

①调配岗质量管理小组长按工作内容分三个班次:普质 1(工作时间:6:30~14:30,负责普通调配间 1~5 台工作),普质 2(工作时间:7:30~11:30、14:00~17:00,上午负责 6~9 台,下午负责 14:00~17:00 时间段工作),抗质(工作时间:6:30~14:00,负责该时间段抗生素调配间工作)。

②负责仓内成品核对(包括静滴、静推、营养液):普质 1 负责普通调配间 1~4 台的成品核对,普质 2 负责普通调配间 5~9 台的成品核对、临时医嘱、14:00~17:00 时间段所有医嘱的成品核对,抗质负责抗生素调配间 1 批、2 批、长期医嘱化疗药、12:00~14:00 抗生素调配间的所有成品核对。

③工作质量督查:监督各岗位人员认真按操作规程执行调配,发现违反操作规程的及时提醒,总结该时间段的工作隐患问题(调配隐患、质量安全隐患、药品报废、药品浪费等与工作相关的一切隐患)。

④当日工作安排:协同各岗位工作,按每台工作进度及时调整调配任务,督促各操作台物品按 PIVAS 定制的管理要求摆放。

⑤人员管理:督促各岗位按时到岗,工作过程中发现人员因工作、自身身体情况出现了异常,视工作进度及时处理(是否需调整岗位、是否需更换人员)。

⑥负责调配仓内外的工作联系及处理(质量问题、药品问题等)。

⑦负责检查各岗位清场工作执行情况。

⑧协助调配组长优化操作流程。

⑨汇总当日工作内容,负责每日工作交班。

5)工作标准

①能与中心组长/护士长、本科室其他员工进行有效沟通。

②能有效调动 PIVAS 各工作人员的工作热情,提高工作人员的工作效率与工

作质量,使 PIVAS 配置成品合格率>99.9%。

③协助 PIVAS 调配组长管理好调配质量,优化操作规程。

3.PIVAS 成品核对岗班组长岗位职责

1)请示上报

PIVAS 药学组长、护士长、审方组组长。

2)学历要求

药学或护理专业专科及以上学历。

3)资历要求

善于沟通协调,有较强的管理、组织能力;2 年以上 PIVAS 工作经历。

4)工作职责

①成品核对岗质量管理小组长根据核对间情况调整,暂定早 3 班。

②负责检查每批次成品是否已核对装箱,核对电脑扫描情况,若有标签信息挂起,应及时查找原因。

③工作质量督查:监督各岗位人员认真按操作规程执行调配,发现违反操作规程的及时提醒,总结该时间段的工作隐患问题,督促封箱人员检查药品及科室放置情况,督促各岗位及时填写药品报废和配置差错登记表。

④当日工作安排:协同各岗位工作,负责将成品按顺序出科,督促各操作台物品按 PIVAS 定制的管理要求摆放。

⑤人员管理:督促各岗位按时到岗,工作过程中发现人员因工作、自身身体情况出现了异常,视工作进度及时处理。

⑥负责调配仓内外的工作联系及处理(质量问题、药品问题等)。

⑦负责检查各岗位清场工作执行情况。

⑧负责核对间工勤人员工作安排和管理。

⑨汇总当日工作内容,负责每日工作交班。

5)工作标准

①能与中心组长/护士长、本科室其他员工进行有效沟通。

②能有效调动 PIVAS 各工作人员的工作热情,提高工作人员的工作效率与工作质量。

③协助 PIVAS 审方组长管理好成品质量,优化操作规程。

第五节 PIVAS 各班班组长考核标准

PIVAS 各班班组长考核标准详见表 5-1。

表 5-1 PIVAS 各班班组长考评表

考核项目	权重	考核内容	考核办法	考核方式		实得分/分
工作职责	10 分	按工作职责完成本岗位工作	在规定任务内完成班组长工作	质量组督查或交班反馈	一项不符合扣 3 分	
	20 分	监督检查各岗位是否严格按照无菌操作技术完成工作	严格执行无菌技术操作,督促各岗位提高无菌技术操作意识,确保调配药品质量,对不规范调配及时指正	质量组督查	一项不符合扣 3 分	
			严格执行查对制度,做到操作正确化、标准化	质量组督查	一项不符合扣 3 分	
			指导每位工作人员熟练掌握 PIVAS 工作流程及操作规程	质量组督查	一项不符合扣 3 分	
	10 分	监督检查各岗位清场情况	监督检查各岗位是否按照标准操作流程清场,提醒不规范者,并要求重新进行清场	质量组督查	一项不符合扣 3 分	
			检查各岗位用物准备是否充分,用物严格按 PIVAS 制定的管理要求摆放	质量组督查	一项不符合扣 3 分	

续表

考核项目	权重	考核内容	考核办法	考核方式		实得分/分
人员管理	20分	监督检查各岗位按时到岗	1.要求岗位人员在科室规定时间到岗,发现未准时到岗者,交班指出; 2.出现迟到、早退现象及时与组长或审方值班长联系	查看摄像记录	一项不符合扣3分	
		按工作进度合理调整工作任务	1.按科室要求出科顺序调整工作进度; 2.及时接收科室临时任务	查看出科记录	一项不符合扣3分	
		人员工作状态管理	1.检查工作人员手卫生,工作期间不允许化妆、佩戴手部饰品、戴耳环; 2.严禁在洁净区域打接电话; 3.严禁在工作时间打闹、嬉戏、大声讲话; 4.严禁在工作时间走动聊天	质量组督查	一项不符合扣3分	
质量管理	20分	工作隐患	发现工作隐患应及时提醒和处理	查看摄像记录	一项不符合扣3分	
			当日出现任何差错隐患应及时交班	质量组督查或交班反馈	一项不符合扣3分	
		调配岗	仓内外的工作联系及处理办法得当	交班反馈	一项不符合扣3分	
			核对成品无出科差错	交班反馈	一项不符合扣3分	

续表

考核项目	权重	考核内容	考核办法	考核方式		实得分/分
质量管理	20分	审方岗	用药咨询、临床事件处理有记录	查看记录	一项不符合扣3分	
			对临床有争议的问题能正确判断、及时处理,合理安排人员解决临床纠纷	查看电话录音记录	一项不符合扣3分	
			及时处理科室设备维修申报	查看记录	一项不符合扣3分	
			药品、辅料、耗材入库处理	现场察看	一项不符合扣3分	
			药品管理、维护,科室缺药通知,出现药品质量问题及时联系药品组组长或一级库房,缺药或来药与住院部药房保持一致	现场检查和事后反馈	一项不符合扣3分	
		成品核对岗	每批次成品出科后,检查是否有未核对计费医嘱	查看电脑记录	一项不符合扣3分	
			封箱前督促封箱人员检查药品及科室放置情况	现场检查	一项不符合扣3分	
			督促各岗位及时填写药品报废和配置差错登记表	现场检查及交班反馈	一项不符合扣3分	
			仓内外的工作联系及处理办法得当	交班反馈	一项不符合扣3分	

第三篇　PIVAS 质量督查

第一节　PIVAS 质量管理规定

1.目的

为对静脉药物进行加药混合调配过程规范化质量管理,避免出错及质量安全事故的发生,特制定质量管理规定。

2.适用范围

PIVAS 全体人员。

3.标准操作

科室质量组形成四级管理,各级管理人员按工作性质实行奖惩制度,所有人员考评实行 100 分制,每月在公布栏内公布各项考核指标得分,年终总评定,年终总结按分数评定优、良、合格、不合格(95 分以上者为优,80～94 分为良,60～79 分为合格,60 分以下者不合格),不合格者按医院规定执行。每月奖惩金额当月兑现。

3.1　质量组管理规定

①药学组长或护士长津贴按医院或科室规定实行职务补贴,工作按岗位职责执行,未完成一项扣除当月奖金 100 元,扣质量管理 1 分。

②各组组长津贴按 PIVAS 奖金分配方案实施,人均奖 0.1 的系数,小组组长按

岗位职责执行,未完成一项扣除当月奖金 50 元,扣质量管理 1 分。

③各组成员科室补贴津贴 100 元/月,由小组组长负责拟定需要人员及各成员岗位职责,每人须按岗位职责完成本职工作外的小组任务,如未完成,按岗位职责条目数计算,未完成 1 条扣除当月奖金 20 元,扣质量管理 1 分。

④制订值班班组长责任制,班组长原则上人人参与,如有不愿意承担此责任者,可以报名申请,科室所有评选活动将没有资格参与。班组长须按岗位职责履行当日本职工作外的班组长任务,如因个人原因未完成者,罚款 50 元每次,扣质量管理 1 分。

⑤质量检查中,发现问题当场指出并责令及时纠正,如拒绝执行,仍按照自己意愿执行者,罚款 50 元每次,扣质量管理 1 分。

3.2 新近、进修、实习人员及带教管理

①科室培养带教团队:审方 2 人,成品核对 2 人,调配 4 人,带教团队先培训,熟悉科室所有规章制度和操作流程,统一操作标准。带教标准按实习、进修、新进人员带教制度执行,P2(第二阶段)以上人员均具有带教实习人员资格,实习人员入科后随机分配带教老师。每带教一名进修生,奖励带教费 100 元。实习/进修人员在带教期间出现质量问题由带教老师负责。新进人员 2 年内为 P1 阶段,带教老师按 P1 阶段任务完成带教工作,除半年操作带教外,其余时间新进人员的调配操作、思想动态、差错培训由带教老师负责,带教老师奖励带教费 500 元/年。

②新进人员管理:新进人员在试用期连续出现 3 次以上出科差错,科室报人事处处理。进修、新进人员出现内部差错或出科差错后,带教老师负责指导,按《科室差错管理制度》完成相应的整改及效果追踪。

③科室培训:所有人员均可参加,完成一次 PPT 示教,提交相关小组,经科室讨论合格后,实施培训示教者奖励 200 元;完成一次操作示教奖励 50 元。

3.3 时间管理

①加班按时间实行奖励制度,加班时间在 30 min 之内,科室交班时表扬;加班时间 30~60 min,奖励加班费 50 元;加班时间 1~2 h,奖励加班费 100 元;超过 2 h 者,科室记半天假。所有加班者加质量分 1 分。

②科内人员因突发事件(直系亲属过世、重大疾病需立即入院治疗、怀孕期未到需提前生产、身体损害无法正常上班),又因工作已安排无法自行调整的,需科室出面安排工作,休息人员安排上班者,除科室补假一天外,加质量分 1 分。

③科室需加班或需临时调整休息人员班次时,微信群里发通知,实行自愿加

班,以报名先后顺序决定,无自愿者则由科室安排。

④成品核对人员必须在调配完成后 15 min 内(出科时间—出仓时间)将所有成品出科(如因新轮转问题,1 月内不做此规定),如果因个人能力问题无法完成,自己根据情况调整上班时间,出现不能按时完成者,第一次交班提醒;第二次科内警告,扣 1 分;第三次按不能按时完成本岗位工作职责执行,扣 2 分。

⑤临时医嘱责任班(早 9,早 9 不在岗时早 2、早 10 承接),负责每批次医嘱审核、调批、摆药,必须在整点后 20 min 内完成部分摆药(可以分组传入)并传入调配间,如果未按要求完成,责任班负主要责任,扣 1 分;其他班次早 2、早 10 负次责,每人扣 0.5 分。如遇特殊情况,交班时进行情况说明,不考虑此时间限制,核对间人员根据当时情况适当调整调配任务。扣分超过三次或扣分超过 3 分者,按不能按时完成本岗位工作职责执行,调离医嘱审核岗位,从当月开始连续 3 个月每月扣除质量奖 10%。3 个月内在成品核对岗位仍不能按时完成本岗位工作职责,停职学习培训,所有培训产生的费用自行负责,直到培训合格为止,停职期间无任何奖金。

⑥临时医嘱在摆药过程中发现已传入仓药品摆药有疑问时,摆药人员及时发现并立即通知调配人员查找,药品查找后重新更换;若该药品在通知前已调配,被调配药品报废,重新打签摆药调配;出现其余情况差错,按相关规定执行。

⑦所有人员必须在班次规定时间内到达岗位,并做好准备工作;临时医嘱在整点后 10 min 内进入调配间待命。未按规定执行者,时间在 5 min 内扣奖金 10 元;6~10 min 扣奖金 20 元;11~20 min 扣奖金 50 元,并扣 1 分。

3.4　质量管理

①科室质量管理工程中,运用质量管理工具完成操作流程或质量缺陷改进,操作流程得以执行或质量缺陷得以改进者,品管圈完成一次奖励团体 1 000 元;PDCA 循环奖励团体 500／次;其他质量管理参照执行。

②科室鼓励所有员工参与质量管理,在工作过程中,发现任何环节存在不足或缺陷,指出问题所在,奖励 50 元,加 1 分;提出有效的改进办法,科室讨论后采纳并完成流程改进,取得成效者,奖励 200 元,加 2 分。

③严格无菌操作的情况下,每月统计调配数量、医嘱审核数量、调批数量、成品核对数量和出科差错,连续 3 个月调配数量、医嘱审核数量、调批数量、成品核对数量均为倒数第一者,连续 3 个月每月差错事故最多者,按不能按时完成本岗位工作职责执行,从当月开始连续 3 个月每月扣除质量奖 10%,扣 3 分;3 个月内仍未提高,停职学习培训,所有培训产生的费用自行负责,直到培训合格为止,停职期间无

任何奖金。审方及成品核对人员培训后直接到调配岗位,调配岗位根据考核,各项考核指标合格者调成品核对或审方岗位。

④所有差错,科室内除口头交班外,需进行微信交班,科室制定相应的差错报告模板,当事人根据模板填写,完成后交质量组人员审核(各组问题归组长及成员管理),审核通过后再发微信交班。

3.5 差错管理

1)科内差错

①摆药差错:a.冰箱药品摆药后未及时冷藏,报废药品由摆药当事人承担,扣1分。b.摆药错误(溶媒贴错、相似药品拿错、贴标签时掩盖了医嘱药品信息)引起调配差错,调配人、核对人无法发现,报废药品及临床相关事件由摆药人承担,扣1分;调配人能拦截但未能拦截,报废药品及临床相关事件摆药人和调配人共同承担,相关环节人员各扣1分。c.摆药错误引起的出科差错,调配、核对能拦截但均未拦截到,摆药人、调配人、核对人共同承担报废药品,同时按出科差错相关条例处罚,相关环节人员各扣1分。

②审方差错:a.不合理医嘱审方未拦截,调配前可拦截(明显剂量问题)而未拦截,造成调配错误,审方人承担60%,调配人承担40%,审方及调配人员各扣1分。b.不合理医嘱审方未拦截,调配前不可拦截造成调配错误,审方人承担全责,扣1分。c.不合理医嘱审方未拦截,调配前拦截,审方人扣1分。

③调配差错:a.调配引起的差错,核对时发现,报废药品由调配人员承担,调配人员扣1分。b.调配引起的差错,核对时未发现,药品送入病区,同时按出科差错相关条例处罚,报废药品由调配人员和核对人员共同承担,相关环节人员各扣1分。c.因个人原因,药品调配时发生大面积药品浪费(溶解方法不对、预配液药品错误、预配液浓度错误、药品调配错误),调配者自行发现,未增加其他岗位工作;药品浪费数量小于5支者,浪费药品科室补充,5~10支者按科内差错执行,10支以上除按科内差错执行外,当事人承担药品金额30%。d.以上所有科内差错,以季度为单位清零,第一次交班提醒,第二次科内警告,第三次按照奖惩条例执行。

2)出科差错

所有临床发现未用于患者,并未对临床产生影响。

①一般出科差错以季度为期限,临床反馈差错累计执行,第一次所有相关当事人扣50元,扣1分;第二次扣100元,扣2分;第三次扣除当月质量奖10%,扣3分;发生三次以上者从当月开始连续3个月每月扣除质量奖20%,扣5分,在3个

月内无任何差错发生,恢复全额质量奖,3 个月内仍然有差错发生,停职学习培训,所有培训产生的费用自行负责,直到培训合格为止,停职期间无任何奖金。

②差错当事人亲自到临床处理,直到临床满意为止,填写临床意见反馈表。

③成品混科(包括成品混放、成品装错科室、空包混放、空包装错科室)均为出科差错,成品混科差错以月为期限。

④对于已发生差错,当事人通过差错发现流程或管理漏洞、缺陷,提出可行性整改措施,该措施经质量组讨论并实施,差错人可免除一切处罚。

⑤每日值班班长(早 1、中 1)负责记录临床反馈出科差错,如临床反馈差错隐报或瞒报未记录,发现一例扣 200 元,扣 1 分,累计执行;第二次扣 500 元,扣 2 分;第三次扣除当月质量奖 20%,扣 3 分。每季度发生三次以上者从当月开始连续 3 个月每月扣除质量奖 30%,扣 5 分,3 个月内仍有发生,停职学习培训,所有培训产生的费用自行负责,直到培训合格为止,停职期间无任何奖金。

3)差错

所有临床发现未用于患者,但对临床产生影响(如大面积床位不能准时用药,同一药品预备浓度错误引起调配药品浓度错误不能及时使用)。

①出现以上差错,当事人从当月开始连续 3 个月每月扣除质量奖 20%,扣 5 分。

②所有差错发生后用于患者,并对患者产生影响,此差错事故按医院相关条例执行。

③以上所有差错引起的药品报废,当事人承担报废药品金额不超过 200 元者,按实际药品金额计算,超过 200 元者按最高上限 200 元计算。

3.6 其他

①其他奖惩参照医院 PIVAS 相关管理规定执行。

②所有罚款、分值,质量管理组在每月 25 日前统计并公布在学习室公示栏内,奖惩金额当月奖金直接完成,分值每月累计,每年 12 月 25 日前统计总分并进行年终评定。

第二节 PIVAS 质量督查项

审方环节专项考核如表 2-1 所示。

表 2-1 审方环节专项考核表

督查人员：   督查时间：

项目	考核细则	早 1	早 2	早 9	早 10
临床问题处理	1.打接电话语气委婉,态度端正				
	2.及时做好临床沟通,记录诉求及反馈意见				
	3.临床与质量有关的电话应及时记录,临床反馈问题能追溯				
	4.临床用药咨询记录完整				
	5.超说明书使用记录完整				
	6.无临床投诉				
	7.接获临床差药或配送差错,及时处理,未处理完成者,下班必须书面和口头交接				
	8.针对出科差错,当天交班人员应及时在微信交班				
处方审核	1.按工作内容正确提取 HIS 医嘱,熟悉工作流程				
	2.掌握处方审核工作流程				
	3.医嘱审核合格,未出现不合理医嘱未被有效审核,禁止不合理医嘱配置并送入临床				
	4.针对不合理医嘱及时电话通知医生修改				
	5.不合理医嘱退方需注明原因				
排批印签	1.掌握各科室批次编排,临时医嘱排批次正确				
	2.按批次分组打印				
	3.静推与静滴分开打印				
	4.出现断签,应在两张标签背面做简单连接(打签和贴签可方便核对)				

备注:符合要求打"√",不符合要求打"×"。

摆药环节专项考核如表2-2所示。

表2-2 摆药环节专项考核表

督查人员： 督查时间：

项目	考核细则	排药1	排药2
摆药前	1.对桌面、推车进行清场		
	2.按汇总单拿药及溶媒		
	3.药品与溶媒双人核对(包括静滴和静推)		
	4.汇总单双人签字确认		
	5.汇总单核对无误后放置于固定的位置(方便有问题时查找)		
摆药中	1.按要求贴签		
	2.核对溶媒、药品与标签相符		
	3.药品与标签核对后放入排药篮		
	4.药品分类摆放在推车的不同区域		
	5.药篮无重叠或堆积过多导致倾斜、跌落现象		
	6.每批次排药完成后对桌面及地面做简单的清场(目的是检查是否有遗落的标签或溶媒)		
传药入仓	1.药品分类传送至不同的调配间		
	2.传药时无药品掉落、混装		
	3.冰箱药品摆放正确		
	4.化疗药摆放正确		
	5.C类药物摆放正确		
摆药后	1.汇总单整理,订册		
	2.每日排药登记本签字		
	3.清场,药篮归位,清理药盒,整理药架		

备注:符合要求打"√",不符合要求打"×"。

摆药药品组专项考核如表 2-3 所示。

表 2-3　摆药药品组专项考核表

督查人员：　　　　　　　　　　　　　　　　　　　督查时间：

考核内容	考核标准	药品小组成员
药品摆药上架	1.退药回架药品单篮分开,执行双人复核制	
	2.核对药品名称、规格、批号,不同批号药品及无瓶盖药品分开放置	
库房	1.库房取药进行货位卡登记	
	2.库房药品位置摆放正确,不同批号药品分开放置	
特殊药品	1.贵重药品、毒性药品按规定发药、登记,做到账物相符	
	2.冷藏药品按要求储存	
药品	1.科室对效期药品进行有效管理	
	2.科室的多规、相似、听似药品进行有效管理	

备注:符合要求打"√",不符合要求打"×"。

打包核对环节专项考核如表 2-4 所示。

表 2-4　打包核对环节专项考核表

督查人员：　　　　　　　　　　　　　　　　　　　督查时间：

项目	考核细则	早 3	早 4	早 9
无菌要求	1.着装整洁,帽子、口罩佩戴符合要求			
	2.用物摆放整齐,按规定放置			
	3.一次性治疗巾按无菌要求拿放			
	4.接触其他物品前后用免洗手液洗手			
	5.接触成品的分拣箱及集装箱用 75% 酒精擦拭消毒			
	6.所有推针分拣及配送铺一次性无菌治疗巾			
	7.纱布使用后及时丢弃			

项目	考核细则	早3	早4	早9
成品打包装箱	1.正确填写转床、转科信息			
	2.打包前确认该组液体处于正常配置和计费			
	3.装箱出科应检查箱内每袋成品与科室一致,无混科现象			
	4.每批次完成后,检查箱子			
成品交接	1.正确填写装箱信息			
	2.指导工勤人员封箱配送			
清场	1.用物摆放整齐,按规定放置			
	2.桌面无残留液体、药品、空篮			
	3.75%酒精消毒擦拭不锈钢台面			
	4.关闭电脑			

备注:符合要求打"√",不符合要求打"×"。

普通药品调配操作专项考核如表 2-5 所示。

表 2-5　普通药品调配操作专项考核表

督查人员:　　　　　　　　　　　　　　　　　督查时间:

	项目	考核细则	普1	普2	普3	普4	普5	普6	普7	普8	普9
无菌操作	前期准备	1.消毒液需注明开瓶时间,使用期限为7天									
		2.利器盒需注明开盒时间,使用期限为48 h									
		3.辅助用物、推针溶媒等需摆放在规定区域									

续表

	项目	考核细则	普1	普2	普3	普4	普5	普6	普7	普8	普9
无菌操作	配置前摆药	1.相互扫描计费(摆药核对)									
		2.按照先盐水再糖水的顺序摆药									
		3.不同种药品留有两组溶媒大小的间隔									
		4.不同型号的输液袋不能重叠									
		5.溶媒与药瓶需一一对应摆放,如有分零则应加以区分以便复核									
		6.消毒到位,遵循无菌操作原则									
		7.拆包的少量空针可垂直于高效过滤器放置在内区,不可阻挡新风循环									
	配置中	1.配置过程中遵循无菌操作规程									
		2.调配操作过程只能在中区进行									
		3.加药量准确									
		4.每3~5 min需用75%酒精消毒双手									
		5.消毒液应随手盖盖									
		6.手套破损应及时更换									

	项目	考核细则	普1	普2	普3	普4	普5	普6	普7	普8	普9
无菌操作	配置中	7.配置完成的成品只能摆放在中区									
		8.成品与药瓶一一对应便于复核									
		9.配置推针时绿色药篮不允许放置在垃圾桶盖上									
		10.配置结束后签名（章）及时间									
	配置后	1.主辅搭档需交换位置复核并签名（章）									
		2.安瓿较多（10个以上）时应与输液成品分开传出,避免扎破输液袋									
		3.每批配置结束需清理台面,不得留有与下批输液调配无关的药物、余液、用过的注射器和其他物品									
		4.推针成品不能堆放在操作台上									
成品质量	成品出仓	1.空针用绿色分拣盒铺一次性治疗巾放置传出									
		2.静滴药品与空瓶一一对应									

续表

项目		考核细则	普1	普2	普3	普4	普5	普6	普7	普8	普9
成品质量	成品核对	1.药品溶解完全									
		2.成品内压力适宜									
		3.配置药品准确									
清洁清场	台面清场	清场后台面及内壁无水渍、药渍									
	地面清洁	清场后地面无较大玻璃碎片、溶媒拉环、西林瓶盖等									

备注:符合要求打"√",不符合要求打"×"。

抗生素调配操作专项考核如表2-6所示。

表2-6 抗生素调配操作专项考核表

督查人员: 　　　　　　　　　　　　　　　　　　督查时间:

项目		考核细则	抗1	抗2	抗3	抗4	抗5	抗6
无菌操作	前期准备	1.消毒液需注明开瓶时间,使用期限为7天						
		2.利器盒需注明开盒时间,使用期限为48 h						
		3.辅助用物、推针、溶媒等需摆放在规定区域						
	配置前摆药	1.相互扫描计费(摆药核对)						
		2.按照先盐水再糖水的顺序摆药						
		3.不同种药品留有两组溶媒大小的间隔						
		4.不同型号的输液袋不能重叠						

续表

	项目	考核细则	抗1	抗2	抗3	抗4	抗5	抗6
无菌操作	配置前摆药	5.溶媒与药瓶需一一对应摆放,如有分零则应加以区分以便复核						
		6.消毒到位,遵循无菌操作原则						
		7.拆包的少量空针可垂直于高效过滤器放置在内区,不可阻挡新风循环						
	配置中	1.配置过程中遵循无菌操作规程						
		2.调配操作过程只能在中区进行						
		3.加药量准确						
		4.每3~5 min需用75%酒精消毒双手						
		5.消毒液应随手盖盖						
		6.手套破损应及时更换						
		7.配置完成的成品只能摆放在中区						
		8.成品与药瓶一一对应便于复核						
		9.配置推针时绿色药篮不允许放置在垃圾桶盖上						
		10.配置结束后签名(章)及时间						
	配置后	1.主辅搭档需交换位置复核并签名(章)						
		2.安瓿较多(10个以上)时应与输液成品分开传出,避免扎破输液袋						
		3.每批配置结束需清理台面,不得留有与下批输液调配无关的药物、余液、用过的注射器和其他物品						
		4.推针成品不能堆放在操作台上						

续表

	项目	考核细则	抗1	抗2	抗3	抗4	抗5	抗6
成品质量	成品出仓	1.空针用绿色分拣盒铺一次性治疗巾放置传出						
		2.静滴药品与空瓶一一对应						
	成品核对	1.药品溶解完全						
		2.剩余液体量不超过 5%						
		3.成品内压力适宜						
		4.配置药品准确						
清洁清场	台面清场	清场后台面及内壁无水渍、药渍						
	地面清洁	清场后地面无较大玻璃碎片、溶媒拉环、西林瓶盖等						

备注:符合要求打"√",不符合要求打"×"。

调配间清洁专项考核如表 2-7 所示。

表 2-7　调配间清洁专项考核表

督查人员：　　　　　　　　　　　　　　　　　　督查时间：

考核要素	考核标准及其方法	清洁人员
调配间各物体摆放整洁有序	1.治疗车摆放整齐	
	2.酒精喷壶摆放整齐	
	3.使用后各类水桶摆放整齐	
不锈钢表面光滑无污物,操作台外壁清洁无污物	1.传递窗及操作台下缘无残留药渍	
	2.双层不锈钢台面清洁	
	3.治疗车清洁	
地面干燥,无玻璃碎片,不粘鞋,无其他垃圾,死角清洁到位	1.地面无积水、无粘连、无垃圾	
	2.墙角或操作台、不锈钢桌下无死角	

续表

考核要素	考核标准及其方法	清洁人员
能准确判断含氯制剂与酒精消毒用物	1.能区分酒精消毒用物	
	2.能区分含氯制剂消毒用物	
明确日、周、月清场工作内容	1.完成日清场工作内容	
	2.完成周清场工作内容	
	3.完成月清场工作内容	
明确含氯制剂的配置方法与配置后浓度（500 mg/L），使用中的消毒液浓度达标	1.会配置含氯制剂	
	2.知晓配置后浓度	
	3.使用中消毒液浓度达标	
各区域抹布及拖布套分区放置，单独浸泡消毒，且清洁无异味	1.抹布分区域放置、浸泡	
	2.拖布套分区域放置、浸泡	
	3.抹布、拖布套清洁无异味	
工作服及时清洗，叠放整齐	1.上午待清洗的洁净服放于洗衣机内，并及时清洗	
	2.备用洁净服整齐叠放	
垃圾分类放置正确	1.垃圾桶盖子盖好	
	2.垃圾分类正确：①生活垃圾（白色垃圾袋），一次性用物外包装、西林瓶盖、西林瓶、100 mL 及以上玻璃瓶、输液袋、治疗巾；②医疗垃圾（黄色垃圾袋）：安瓿、连接管、使用过的空针、纱布、一次性手术垫单	
相关记录准确	1.记录	
	2.记录正确	

备注:符合要求打"√"，不符合要求打"×"，每月考核。

非洁净区清洁专项考核如表 2-8 所示。

表 2-8　非洁净区清洁专项考核表

督查人员：　　　　　　　　　　　　　　　　督查时间：

考核要素	考核标准及其方法	非洁净区清洁人员
科室内环境干净、整洁	1.下午 16：00 后会议室无多余食品垃圾	
	2.每两周更换一次被服	
	3.地面按要求每天清洁两次	
垃圾分类放置并及时处理	1.垃圾分类正确	
	2.非洁净区垃圾及时处理	
	3.调配间传出的垃圾及时传出并放置于暂存区	
保持科室非洁净区所有不锈钢用物、冰箱、电脑、桌面的清洁	1.药架(含库房)每周清洁一次	
	2.其余摆药间不锈钢用物每天清洁	
	3.核对间传递窗上、下午两次清洁	
	4.冰箱外壁每日清洁,冰箱内每周清洁	
能正确配置含氯制剂,并知晓其使用的浓度,使用中的消毒液浓度达标	1.会配置	
	2.知晓浓度	
	3.使用中的消毒液浓度达标	
成品输送通道通畅,无用物堆积	无杂物堆放	
医疗废物暂存处空气、地面、垃圾桶消毒每天一次,并做好消防安全	1.空气无异味	
	2.地面无污物	
	3.垃圾桶每日消毒	
医疗废物登记准时、正确,涂改后有主任或护士长签字或盖章,完成其他相关记录	1.登记	
	2.登记正确	
	3.医疗废物登记错误需签字确认	

备注:符合要求打"√",不符合要求打"×",每月考核。

工勤人员清洁专项考核如表2-9所示。

表2-9 工勤人员清洁专项考核表

督查人员： 督查时间：

考核要素	考核标准及方法	工勤人员
保持清洁间干燥,整洁	地面无大量积水	
明确各种药篮、集装箱、分拣箱的浸泡清洗	1.明确浸泡清洗时间	
	2.药篮、集装箱、分拣箱按不同要求浸泡消毒或擦拭消毒	
保持所需药篮、集装箱、分拣箱清洁、干燥、无异味	1.药篮、集装箱、分拣箱清洁无异味	
	2.摆药篮干燥待用	
能正确配置含氯制剂,并知晓其使用的浓度,使用中的消毒液浓度达标	1.会配置含氯制剂	
	2.知晓使用浓度	
	3.配置浓度达标	
浸泡消毒记录完善	1.记录及时、完整、正确	
	2.字迹工整、整洁	
做好二级库房清洁工作,保持各通道通畅	废纸壳及时处理	
清洁间用物	定点放置,摆放有序	
做好清洁间电器维护,做好消防安全	清洗间消毒完成后拔掉烤火炉、电风机电源插头,关闭电源	

备注:符合要求打"√",不符合要求打"×"。每月考核,以一季度为单位,扣分超过5分者反馈清洁部。

第四部分

PIVAS 人员培训

第一节　分阶段培训标准

第一阶段:新进人员(专科、大学本科或研究生毕业)、临床支援护士(临床工作两年以下)。

第二阶段:大学本科及研究生毕业后在 PIVAS 工作第 2~5 年、专科毕业在 PIVAS 工作第 2~8 年、临床支援护士(临床工作两年以上)。

第三阶段:药学专业本科及研究生毕业后在 PIVAS 工作 6 年及以上、专科毕业在 PIVAS 工作 9 年及以上。

第四阶段:主管药师(主管护师)以上职称及工作满 15 年以上。

第二节　分阶段培训体系

1.分阶段培训框架

分阶段培训体系如图 2-1 所示。

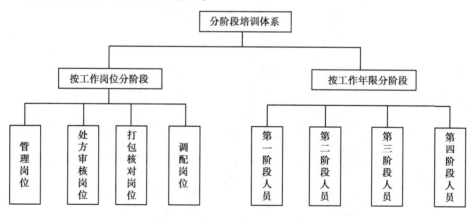

图 2-1　分阶段培训体系示意图

2.岗位说明

①岗位资格。

②岗位职责。

③带教老师岗位职责(第一、二阶段)。

3.培训计划

①科室整体培训计划。

②各阶段培训计划。

③培训实施记录:a.院内外业务学习记录;b.操作培训记录(三基操作培训、岗位操作培训);c.科研记录;d.继续教育培训记录;e.新进人员岗前培训记录。

4.培训考核记录

①综合素质考核表。

②操作技能考核表。

③综合能力考核表。

④应急预案考核记录表。

5.其他

①质量安全记录(科内差错、出科差错、事故、临床投诉)。

②年终小结。

③一般资料登记表。

第三节 各阶段培训岗位说明

1.第一阶段岗位说明

1.1 第一阶段岗位资格

①正规院校专科、本科、研究生毕业。

②经过全院及科室岗前各项培训。

③在岗位导师和上级药师(护士)指导下能胜任本岗位工作。

1.2 第一阶段岗位职责

①熟悉并掌握调配各岗位和摆药岗位操作规程和各项规章制度。

②严格按照标准执行调配各岗位和摆药岗位操作规程,认真完成该阶段工作。

③熟练掌握无菌技术、消毒隔离、感染控制、手卫生等专业理论和科室基本操作相关理论知识并按照流程正确执行。

④熟练掌握科室仪器设备操作。

⑤明确各项表格记录,书写规范,字迹清楚。

⑥能有效沟通,及时向上级人员反馈问题。

⑦自觉参加医院及科室组织的在岗继续教育活动。

⑧严格按照科室制定的《新进人员考核守则》要求按时、自觉、主动接受培训。

⑨听从岗位导师安排,服从岗位老师指导。

⑩能独立按照操作规程快速、有效地完成该阶段工作。

2.第二阶段岗位说明

2.1　第二阶段岗位资格

①大学本科及研究生毕业后在 PIVAS 工作第 2~5 年。

②专科毕业在 PIVAS 工作第 2~8 年。

③临床支援护士:临床工作 2 年以上。

④通过第一阶段岗位的各项培训并考核合格。

⑤具备完成本岗位职责的能力。

2.2　第二阶段岗位职责

①熟悉并掌握成品核对岗位及药品养护、调配岗位和摆药岗位操作规程与各项规章制度。

②严格按照标准执行成品核对岗位、药品养护、调配各岗位和摆药岗位操作规程,认真完成该阶段工作。

③熟练掌握无菌技术、消毒隔离、感染控制、手卫生等专业理论和科室基本操作相关理论知识并按照流程正确执行。

④熟练掌握科室药品基本药理知识、用法用量、配伍禁忌和不良反应等相关专业知识。

⑤熟练掌握科室仪器设备操作、维护方法及相关技术操作知识。

⑥具备与临床医护人员有效沟通的能力,能够及时解决临床反馈的问题。

⑦明确各项表格记录,书写规范,字迹清楚。

⑧具备带教下级人员的能力,担任一定的教学任务。

⑨在上级老师指导下参加科室质量管理活动。

⑩担任科室班组长,督促所有人员按标准流程执行。

⑪自觉参加医院及科室组织的在岗继续教育活动。

⑫能独立按照操作规程快速、有效地完成该阶段工作。

⑬协助各小组质量管理,为 PIVAS 提高质量安全出谋划策。

3.第三阶段岗位说明

3.1　第三阶段岗位资格

①药学专业大学本科或研究生毕业后在 PIVAS 工作 6 年及以上。

②药学专业专科毕业工作 9 年及以上。

③取得药师或护师及以上职称,工作 5~10 年。

④通过第二阶段岗位的各项培训并考核合格。

⑤掌握一级审方药师计划中的基本知识与技能。

⑥进阶申请获得科室批准。

⑦具备完成本岗位职责的能力。

3.2　第三阶段岗位职责

①熟悉并掌握处方审核、成品核对岗位及药品养护、摆药岗位操作规程和各项规章制度。

②严格按照标准执行处方审核、分配输液批次、混合调配、成品核对岗位及药品养护、摆药岗位、临床调研等各岗位操作规程及工作职责。

③熟练掌握无菌技术、消毒隔离、感染控制、手卫生等专业理论和科室基本操作相关理论知识并按照流程正确执行。

④熟练掌握科室药品基本药理知识、用法用量、配伍禁忌和不良反应等相关专业知识。

⑤熟练掌握 HIS 系统和 PIVAS 系统操作规程,熟练掌握科室仪器设备操作、维护方法及各岗操作流程。

⑥具备与临床医护人员有效沟通的能力,能够及时解决临床反馈的问题,运用沟通技巧开展临床调研工作。

⑦明确各项表格记录,书写规范,字迹清楚,按照规范要求进行各项表格记录检查工作。

⑧具备带教下级人员的能力,担任科室教学任务。

⑨自觉参加医院及科室组织的在岗继续教育活动。

⑩协助并参与各小组及科室质量管理,在各岗位起到一定的带头作用。

⑪积极参加院内外组织的学术活动,有查看文献及撰写论文的能力。

4.第四阶段岗位说明

4.1 第四阶段岗位资格

①主管药师(主管护师)及以上专业技术职称,或工作满 15 年以上。

②通过第一、二、三阶段岗位的各项培训并考核合格。

③具备完成本岗位职责的能力。

④熟练掌握静脉药物调配中心各项操作规程,能独立正确评估、判断、处理本专业问题。

⑤能达到二级以上审方药师能力。

4.2 第四阶段岗位职责

①在科室主任或负责人领导下,协助各小组完成管理工作,保证调配成品质量安全。

②具有培训医院规章制度及法律法规的能力,具有培训药学、护理、感控和科室规则制度的能力,并定期授课培训。

③严格按照标准执行处方审核、分配输液批次、混合调配、成品核对岗位及药品养护、摆药岗位、临床调研等各岗位操作规程及工作职责。

④熟练掌握无菌技术、消毒隔离、感染控制、手卫生等专业理论和科室基本操作相关理论知识并按照流程正确执行。

⑤熟练掌握科室药品基本药理知识、用法用量、配伍禁忌和不良反应等相关专业知识。

⑥熟练掌握 HIS 系统和 PIVAS 系统操作规程,熟练掌握科室仪器设备操作、维护方法及各岗操作流程与操作细则,能简单进行维护维修。

⑦具备与临床医护人员有效沟通的能力,能够及时解决临床反馈的问题,运用沟通技巧开展临床调研工作。

⑧督促各岗人员各项表格记录书写规范,字迹清楚,按照规范要求进行各项表格记录检查工作。

⑨严格执行 SOP 操作规程,带领下级人员对各岗位工作进行质量评估、整改。

⑩及时指导、记录、评估下级人员的工作状态,并修改和反馈各阶段记录。

⑪协助科室总负责人做好科室持续质量控制。

⑫承担和参与科室新进人员及第一、二、三阶段人员的岗位培训工作。

⑬承担实习人员、进修人员的临床教学任务。

⑭完成本职称范围内的继续教育,完成院内在职培训,具备撰写论文的能力,参与科室科研课题的立项与研究,自觉、按时、主动接受科室培训。

5.岗位导师制

5.1　岗位导师资格

①经由科室各小组选拔,具有带教能力的药师(护师)担任第一、二阶段人员的岗位导师,实行一带一或一带多,原则上带教期导师不更换,岗位导师须接受岗前培训,按照统一的标准带教。

②按照科室制定的第一、二阶段新进人员岗位职责、培训要求及考核标准等,有组织有计划地进行督导工作。

③岗位导师按要求对第一、二阶段人员的知识、能力、技能和态度进行全面评估后,真实填写手册,并将评估结果及时反馈给新进人员和科室。

④岗位导师认真履行第一、二阶段人员岗位导师职责,科室主任(负责人)将定期评估,评估结果将作为年终评优依据之一。

5.2　岗位导师职责

①熟悉第一、二阶段人员岗位培训手册的内容及要求。

②积极配合科室做好第一、二阶段人员岗位导师工作;认真履行科室下达的培训任务,指导各阶段人员完成第一、二阶段培训手册。

③导师必须亲自参加第一、二阶段人员考核工作,对态度不端正、学习懈怠及业务培训不达标的人员,有帮助和指导责任。了解所带人员的思想动态,配合、协助小组组长和中心负责人做好所带人员的各项管理工作。

第四节　各阶段培训计划

1.第一阶段培训计划

①完成 PIVAS 安排的岗前培训,培训考核合格。

②加强 PIVAS 核心、基本制度的培训,巩固作为 PIVAS 人的专业思想,强化静脉用药的高质量管理理念。

③进行各项三基培训,培养独立完成调配及摆药各操作的基本技能。

④学习药品说明书,了解药品基本药理性质、用法用量、调配注意事项。

⑤掌握 PIVAS 内药品存放要求、药品管理相关知识,培养独立完成区域盘存工作的能力。

⑥掌握无菌操作技术,了解调配操作流程。

⑦了解药学部及医院相关法律法规、规章制度。

⑧掌握院内感染控制相关知识,能完成各项清洁消毒工作,掌握各区域消毒液的配置。

⑨技能培训:无菌操作、摆药及调配各操作流程。

2.第二阶段培训计划

①熟练掌握 PIVAS 所有药品药理基础知识、用法用量、配伍禁忌、给药浓度、调配注意事项。

②在独立完成调配及摆药工作的基础上,熟练掌握成品核对操作规程及打包装箱操作规程,培养独立成品核对及装箱检查工作能力。

③熟悉各环节工作重点及工作流程,培养简单处理仪器设备故障的能力。

④学习儿科疾病基础知识,了解基本儿科疾病用药情况及用药原则。

⑤熟练掌握药品养护及药品管理相关知识。

⑥熟练掌握静脉药物调配中心内部规章制度,熟悉药学部及医院相关规章制度。

⑦熟练掌握 PIVAS 各种应急预案,并培养突发事件应急处理能力。

⑧培养对实习生、进修生的带教能力。

⑨技能培训:各岗位操作流程。

3.第三阶段培训计划

①熟练掌握基本药理知识,在独立完成药品调配、成品核对、摆药工作的基础上,注重临床问题解决能力的培养。

②熟练掌握静脉药物调配中心内部规章制度,熟悉药学部相关规章制度,熟练掌握医院不良事件报告流程,掌握药品不良事件报告流程和输液反应处理流程,培养对药品不良反应和输液反应、成品质量出现问题时的分析能力。

③熟练掌握各岗位操作流程,培养独立值班能力。

④熟练掌握 PIVAS 各种应急预案,并培养突发事件应急处理能力。

⑤成为科室骨干,定向培养岗位管理能力。

⑥培养带教、教学能力,能独立完成教学 PPT 的制作,能参与临床用药咨询及药品宣教工作。

⑦培养临床全医嘱审核能力,能独立到临床解决基本的用药问题,参与临床查房及床旁医嘱审核。

⑧培养论文撰写能力,能独立发表中文核心期刊文章,每年至少撰写和发表 1 篇论文。

⑨能指导下级人员进行教学、科研论文的材料收集及组题工作。

⑩技能培训:各岗位工作细则及突发事件应急能力,论文撰写。

4.第四阶段培训计划

①熟练掌握基础药理知识,加强对新理论新技术的学习。

②熟悉各种仪器设备的使用和维护,掌握各种仪器设备的报修流程,能简单维修各种仪器设备。

③参与科室教学、科研工作,并具备较好的带教及管理能力。

④协助负责人做好科室管理工作。

⑤制订科室培训计划,参与 1—3 阶段人员工作态度和工作能力培训,了解下级人员思想动态,做好各级人员的人文关怀工作。

⑥参与科室质量管理,学习各种质量管理工具,按要求带领下级人员完成质量监测。

⑦参加科室和院内外的各种培训,完善临床实践,逐步达到专科药师水平。

⑧技能培训:PIVAS 基础管理、质量管理基础知识、专科药师相关知识学习培训。

第五节　培训记录表格示例

院内外业务学习记录

时间	地点	学习主题	主讲人	学习收获记录

备注:院内外业务学习包括院外、院内和科室内相关业务学习;学习收获记录可以为总结性的提炼,要求言简意赅。

操作培训记录

序号	操作项目	培训方式	练习时间及地点	主培训人签名

实习带教情况记录

实习学生		实习时间/周	承担的带教工作内容	负责人签字
年级、层次	人数			

理论、示教情况记录

时间		授课题目	授课对象		任务来源
年 月 日			年级、层次	人数	

科研论文统计表

第一作者	通讯作者 （或导师）	论文题目	期刊名称	ISSN	年	卷（期）： 起页-止页

PIVAS 继教培训记录

序号	继教学习内容	培训方式	培训时间 及地点	考核方式	考核成绩	主培训人 签名

PIVAS 新进人员岗前培训记录

序号	培训学习内容	培训方式	培训时间及地点	考核方式	考核成绩	主培训人签名

新进人员综合素质考核表

考核项目	参评标准	分值/分	1—3月		4—6月		7—9月		10—12月		年度
			自评	导师评	自评	导师评	自评	导师评	自评	导师评	科室评
仪表仪态	不化妆,不留长指甲,不染指甲,不染夸张的头发,上班不佩戴戒指、手链、垂吊式耳环	5									
语言规范	文明用语,对带教老师礼貌,不高声喧哗	5									
诚实度	实事求是,不隐瞒错误	5									
责任心	认真负责,一丝不苟	5									
岗位职责	工作踏实,认真完成,熟悉各班岗位职责	10									
沟通	科内各组关系处理得当,能及时进行有效沟通,沟通到位	10									
工作态度	认真负责,及时解决问题	10									
坚守岗位	不擅离职守,工作时间不闲聊,不干与工作无关的事情	10									

续表

考核项目	参评标准	分值/分	1—3月		4—6月		7—9月		10—12月		年度
			自评	导师评	自评	导师评	自评	导师评	自评	导师评	科室评
服从分配	以工作为主,服从安排	10									
团结协作	团结同事,主动沟通	10									
配合其他组工作	配合融洽,及时沟通	10									
工作环境	上班时保持学习室、更衣室、调配区域(一更、二更、清洁间、调配间)、摆药区等工作环境整洁有序	10									
总分		100									

备注:1.每年1月、4月、7月、10月的10日前,完成季度的综合素质自评和岗位导师考评,12月10日前,中心负责人完成新进人员的年度综合素质考评;

2.综合素质考评表的评估结果作为新进人员年度考评的重要依据之一。

PIVAS 工作人员综合素质考核表

考核项目	参评标准	分值/分	年度		
			自评	小组组长评	科室评
仪表仪态	不化妆,不留长指甲,不染指甲,不染夸张的头发	5			
语言规范	文明用语,不与同事争吵,不在工作岗位高声喧哗	5			
诚实度	实事求是,不隐瞒错误	5			
责任心	认真负责,一丝不苟	5			

续表

考核项目	参评标准	分值/分	年度		
			自评	小组组长评	科室评
岗位职责	工作踏实,认真完成,熟悉各班岗位职责	10			
沟通	科内各组关系处理得当,能及时进行有效沟通,沟通到位	10			
工作态度	认真负责,及时解决问题	10			
坚守岗位	不擅离职守,工作时间不闲聊,不干与工作无关的事情	10			
服从分配	以工作为主,服从安排	10			
团结协作	团结同事,主动沟通	10			
配合其他组工作	配合融洽,及时沟通	10			
工作环境	上班时保持学习室、更衣室、调配区域(一更、二更、清洁间、调配间)、摆药区等工作环境整洁有序	10			
总分		100			

备注:1.每年12月10日前,小组组长完成所有人员的年度综合素质考评;

2.综合素质考评表的评估结果作为所有人员年度考评的重要依据之一。

三基操作考核项目

序号	三基操作考核项目	规定时间	考核时间	考核成绩	考核人签名	负责人评估和签字
1	手卫生训练指导					
2	水平层流洁净台使用操作					
3	生物安全柜使用操作					

续表

序号	三基操作考核项目	规定时间	考核时间	考核成绩	考核人签名	负责人评估和签字
4	普通药品调配操作					
5	抗生素调配操作					
6	静脉推针调配操作					
7	TPN 调配操作					
8	化疗药调配操作					
9	摆药操作					
10	成品核对、打包装箱操作					
11	处方审核基本操作					
12	各项表格填写规范性操作					
13	药品养护					
平均成绩						
补考情况登记						

备注:1.三基操作考核项目在 8—11 月完成;

2.根据科室情况,固定操作考核人对三基进行打分并签字;

3.科室负责人以抽考考核项目等方式确认第四阶段人员考核成绩并签字。

理论考核登记表

序号	理论考试内容	考试形式	考试时间	考试成绩	负责人签字	备注

备注:1.理论考试是除三基考试外,科室根据情况安排的科内理论考试;

2.考试形式指开卷、闭卷等;

3.如实填写考试成绩,允许补考,在备注栏中注明补考成绩。

综合能力考核表

项目(总分)		分值/分	考评计分		
			自评	科室考评	备注
实践(10分)	遵守劳动纪律	5			
	能独立完成该阶段工作	5			
(一)专业技能(35分)	个人防护	1			
	水平层流洁净台开启和关闭操作	1			
	生物安全柜开启和关闭操作	1			
	普通药调配	3			
	抗生素调配	5			
	化疗药调配	5			
	TPN 调配	5			
	清场	2			
	摆药	2			
	成品核对	3			
	成品装箱	2			
	各项记录	2			
	无出科差错发生	3			
(二)专业技能(35分)	摆药	2			
	成品核对	3			
	成品装箱	2			
	医嘱审核	5			
	批次调整	5			
	标签打印	3			
	不合理医嘱处理	5			
	临床事务	5			
	各项记录	2			
	无出科差错发生	3			

续表

项目(总分)		分值/分	考评计分		
			自评	科室考评	备注
专业理论 (35分)	三基理论	10			
	院内外业务学习	10			
	各操作流程	10			
	药学服务	5			
综合理论 (20分)	法律法规	2			
	工作职责	3			
	工作制度	3			
	应急预案	3			
	沟通技巧	3			
	科研论文	3			
	继续教育	3			
总分					

科室应急预案考核登记表

序号	应急预案内容	考试形式	考试时间	考试成绩	负责人签字	备注

PIVAS 质量安全记录(科内差错)

发生时间	发生经过	主要事件	整改措施与认识	科室处理意见	负责人签名

PIVAS 质量安全记录(出科差错、临床投诉、医疗纠纷)

发生时间	发生经过	涉及科室及床位	主要事件	整改措施与认识	科室处理意见	负责人签名

年终小结

一般资料登记

项目				
表扬	形式		次数	
			次数	
年休假		天	病假	天
产假		天	哺乳假	天
事假		天		
参与科室质控会次数				
差错性质	科内差错		起数	
	出科差错		起数	
其他				

第六节　各阶段操作考核标准

1.第一阶段调配药师考核标准

PIVAS 洗手操作考核

科室：　　　　姓名：　　　　考核人：　　　　得分：

项目	操作流程与标准	考核标准	分值/分	实得/分
目的	清除手部皮肤污垢和大部分暂住细菌,切断通过手传播的途径	不知晓扣5分	5	
操作前准备	1.着装整洁,修剪指甲,取下手上所有饰品,露出手腕部位	一处不符合扣1分	5	
	2.用物准备:消毒洗手液,流动水洗手设施,快干手物品,必要时使用免洗手液或其他速干手消毒液	少一件或一处不符合扣1分	5	
操作步骤	1.在流动水下,使双手充分淋湿	一处不符合扣1分	10	
	2.取适量消毒洗手液,均匀地涂抹至整个手掌、手背、手指及指缝	一处不符合扣1分	10	
	3.具体操作步骤: (1)掌心相对,手指合拢,相互揉搓洗净手掌; (2)手心对手背,手指交叉,沿指缝相互揉搓洗净手背; (3)手掌相对,双手交叉,沿指缝相互揉搓洗净指缝; (4)双手合成空拳,相互揉搓洗净指背; (5)一手握住另一手大拇指旋转揉搓,交换进行,洗净大拇指; (6)指尖在对侧掌心处相互揉搓,洗净指尖后用流动水冲洗双手	漏洗一项扣5分,一处不符合扣2分	40	

续表

项目	操作流程与标准	考核标准	分值/分	实得/分
操作步骤	4.根据工作场地要求,以擦手纸擦干双手或在烘干机下烘干双手	一处不符合扣1分	10	
时间	洗手总时间不得少于15秒,每项步骤不得小于15次	一项不符合扣5分	5	
洗手时机	进PIVAS时、穿脱洁净服前后、脱手套后、进行无菌操作前、核对不同类型成品药物前后、洁净区内拿取其他物品后、摆药前后	一项不知晓扣2分	10	

PIVAS无菌手套操作考核

科室：　　　　姓名：　　　　考核人：　　　　得分：

项目	操作流程与标准	考核标准	分值/分	实得/分
目的	预防病原菌微生物通过医务人员的手污染环境,适用于医务人员进行严格的无菌操作时	一项不知晓扣2分	10	
操作前准备	一次性无菌手套、垃圾桶,着装整洁,修剪指甲,取下手上所有饰品,洗手	一项不符合要求扣2分	10	
操作步骤	1.检查并核对无菌手套外包装上的型号、生产时间、有效期,包装是否正常完整	一项不符合要求扣2分	15	
	2.选择适合操作者手掌大小的号码,打开手套袋	一项不符合要求扣2分	5	

续表

项目	操作流程与标准	考核标准	分值/分	实得/分
操作步骤	3.一次性取、戴手套： （1）两手同时撕开手套袋开口处，用一手拇指和食指同时捏住两只手套的反折部分，取出手套； （2）将两手套五指对准，先戴一只手，再以戴好手套的手指插入另一只手的反折内面，同时戴好； （3）将手套的翻面扣套在工作服衣袖外面，双手对合交叉检查是否漏气，并调整手套位置； （4）未戴手套的手不可触及手套外面，戴手套的手不能触及未戴手套的手及手套里面，戴好手套的手始终保持在腰部以上水平； （5）用戴着手套的手捏住另一手腕部外面，翻转脱下，再将脱下的手伸入另一手套内，捏住内里边缘将手套向下翻转脱下，不可强拉手套，勿使手套外面（污染面）接触皮肤	一项不符合要求扣 5 分	40	
注意事项	1.严格遵守无菌操作原则	未遵守无菌操作原则一次性扣 5 分	5	
	2.选择适合手掌大小的手套号码，修剪指甲以防刺破手套	一项不符合要求扣 5 分	10	
	3.戴手套时，避免污染、破损；脱手套时，应翻转脱下，避免强拉；脱后应洗手；一次性手套应一次性使用，戴手套不能替代洗手，必要时进行手消毒	一项不符合要求扣 2 分	5	
总分			100	

PIVAS穿脱防护服操作考核

科室：　　　　　姓名：　　　　　考核人：　　　　　得分：

项目	操作流程与标准	考核标准	分值/分	实得/分
目的	保护工作人员和患者,防止病原微生物播散,避免交叉感染	一项不知晓扣5分	10	
操作前准备	着装整洁,修剪指甲,取下手上所有饰品,洗手,戴好口罩、帽子	一项不符合要求扣2分	10	
	选择合适大小尺码的防护服,消毒手、用物	一项不符合要求扣2分	5	
操作步骤	查对:是否干燥、完好,大小是否适宜,有无穿过,确定内外面	一项不符合要求扣2分	10	
	穿防护服:将防护服从洁净袋内取出,洁净袋放置在规定的盒子内,将洁净服拉链拉开,拉链面与自己站立面相向,两手各抓住洁净服两只衣袖,上衣避免与地面接触,先穿裤子,再穿上衣,戴好连体帽,拉上拉链并系带	操作不规范扣5分,一项不符合要求扣2分	20	
	用免洗手液消毒手,戴一次性乳胶手套,将手套的翻边扣套在工作服衣袖外面	一项不符合要求扣5分	10	
	脱防护服:勿使衣袖触及面部,取下无菌手套,洗手,解开系带,将拉链拉到底,上提帽子使帽子脱离头部,先脱袖子,再脱裤子,全部脱下后,拉上拉链,置于一更洗衣机内	操作不规范扣5分,一项不符合要求扣2分	20	
	整理用物	未清理扣5分,不符合要求扣2分	5	
注意事项	1.防护服只能在规定的区域内穿脱,穿前检查有无污染、破损,大小是否合适	不知晓扣5分	5	
	2.洁净服必须覆盖工作服,如有破损、潮湿、污染,应立即更换	不知晓扣5分	5	
总分			100	

PIVAS 药品调配操作考核

科室：　　　　　姓名：　　　　　考核人：　　　　　得分：

项目			操作流程与标准	考核标准	分值/分	实得/分
混合调配操作流程（100分，限时20分钟，每超过1 min扣1分）	准备工作	环境准备	1.混合调配前30 min开启净化系统及水平层流洁净台紫外线灯消毒(口述)；2.查看净化系统运行情况(温湿度、压差)并登记	缺一项扣1分	3	
		用物准备	注射器、砂轮、纱布、消毒液、利器盒、小水桶、笔或签章等	少一件扣1分	4	
		人员准备	仪表端庄，衣帽整洁，无长指甲，无饰品，双人，一岗双责	一处仪表不符合扣2分	4	
	调配	混合调配前	1.进入一更更换专用拖鞋；2.六步洗手法洗手；3.进入二更戴口罩、帽子，穿洁净服，戴手套；4.进入混合调配间	缺一项扣2分	6	
			用无菌纱布沾75%酒精从上到下、从内到外擦拭操作台顶部、内侧及台面	一次不合格扣5分	5	
		混合调配中	摆药：一对（药品或溶媒名称、规格、用量、效期及完整性、批次、给药途径）、二看（扫描灯颜色，红灯停绿灯配）、三摆（贴好标签的溶媒放在前面，药品按需放在后面——对应，不同药品之间摆放应相隔一袋溶媒的位置，同台调配不超过5种药品）	一项不符合扣3分	15	

续表

项目			操作流程与标准	考核标准	分值/分	实得/分
混合调配操作流程（100分，限时20分钟，每超过1 min扣1分）	调配	混合调配中	调配：摆药后交换位置，再次核对溶媒与药品名称，计算药品剂量，按标准调配SOP操作，调配后的药品空瓶和剩余药品与成品一一对应	未查对一次扣5分，手法不正确一次扣2分，药液滴出一次扣1分，加入剂量不正确一次扣5分，残余液体量超过溶解量5%扣5分	20	
			检查一次性注射器包装、效期，取出针筒	未检查一次性扣5分，污染一次性扣2分	5	
			安瓿类药品：将安瓿乳头部药品弹至底部，掰开前用消毒液消毒瓶颈，如需使用砂轮，先将砂轮消毒后在安瓿颈部划一锯痕，重新消毒，拭去细屑，折断安瓿；将针头斜面朝下放入安瓿内的液面下，抽动活塞，将安瓿中的药液吸入注射器，再注入溶媒内 西林瓶类药品：掰去瓶盖，消毒西林瓶胶塞及瓶颈部，抽取药液时首先将针头插入瓶塞内，注入所需药液等量空气，增加瓶内压力，倒转西林瓶及注射器，使针尖在液面下，吸取药液至所需量，再以食指固定针栓拔针头，将药液注入相应溶媒内（如为粉针剂，应先将溶媒注入西林瓶内，使其充分溶解后再按以上步骤完成）	不合格一项扣2分	2	

续表

项目			操作流程与标准	考核标准	分值/分	实得/分
混合调配操作流程（100分，限时20分钟，每超过1 min 扣1分）	调配	混合调配中	调配后：交换位置，检查药品剂量、调配剂量、剩余剂量，检查成品有无浑浊、沉淀、微粒、絮状物、结晶等，检查外包装有无破损，查对无误后签名，将相同药品与空瓶放在同一篮中传出调配仓，进行下一轮调配前操作	未检查成品质量一次性扣5分，未核对药名一次扣2分，未核对记录一次扣5分，未签名一次扣2分	15	
		混合调配后	1.清场：清除操作区台面上的物品，感染性废弃物放入双层黄色垃圾袋中，损伤性废弃物（针头、安瓿头）放入利器盒中，封口，传出混合调配间；2.清洁消毒：用蘸有75%酒精的无纺纱布由无菌要求相对高的区域向无菌要求相对低的区域消毒，依次消毒操作台台面、内壁四周、内壁顶部，开启紫外线灯	未整理扣5分，整理不妥或没分类放置扣2分	5	
			脱手套，进入二更脱一次性洁净服及口罩，按要求分类弃入垃圾桶，进入一更，六步洗手法洗手，更换拖鞋，出调配间			
	注意事项		严格执行无菌操作、查对制度及主辅调配制度	未执行一次扣5分	5	
			抽取药液时，手不能握住注射器活塞部分，以免污染药液；排气时不可将药液排除以免影响药品剂量的准确性	未执行一次扣2分	5	
			根据药液的性质溶解药品及抽取药液	未执行一次扣2分	2	
			药品调配时根据科室分组规定按顺序调配	未执行一次扣2分	2	
			抽取药液时，现用现吸，避免药品混乱和污染	未执行一次扣2分	2	

PIVA生物安全柜及水平层流洁净台操作考核

科室：　　　　姓名：　　　　考核人：　　　　得分：

项目		操作流程与标准	考核标准	分值/分	实得/分
用物准备		酒精喷壶、纱布	缺一项扣2分	5	
操作步骤	操作前	紫外线消毒洁净台半小时，风机运行15 min	缺一项扣5分，操作不规范一次扣2分	5	
		用无菌纱布沾75%酒精从上到下、从内到外擦拭操作台顶部、内侧及台面		15	
	操作中	每完成一份成品输液调配后，立即清理操作台上与下一组调配无关的废弃物		10	
		按院感操作规程，调配中用75%酒精消毒戴手套的手		10	
	清场	清理用物，垃圾分类处理		10	
		清洁消毒：先用无纺毛巾沾清水擦拭一遍洁净台（方法同操作前），再用无菌纱布沾75%酒精擦拭一遍		15	
注意事项		避免在操作台上摆放过多的物品，水平层流洁净台利器盒和水桶按与操作台垂直方向摆放成一直线	一项不清楚扣2分	30	
		洁净工作台上的无菌物品应当保证洁净空气第一时间从其上经过，物品与高效过滤器之间无任何物体阻碍			
		避免任何液体溅入高效过滤器，以免产生破损和滋生霉菌			
		所有物品避免放入内区，所有操作只能在中区进行，手腕和胳膊避免放置在操作台			
		洁净间内不能大声喧哗，避免剧烈运动，严格执行无菌操作技术			

续表

项目	操作流程与标准	考核标准	分值/分	实得/分
注意事项	砂轮切割后和西林瓶的注射孔盖打开后,应用消毒液消毒,去除微生物,打开安瓿的方向应远离高效过滤器	一项不清楚扣2分	30	
	生物安全柜前窗玻璃应低于安全警戒线			
	水平层流洁净台应每周做一次动态浮游菌监测,生物安全柜应每月做一次动态浮游菌监测。方法:将培养皿打开,按院感要求放置在规定位置半小时,封盖后交给审方人员送细菌室进行细菌培养			
总分			100	

摆药考核标准

督查人员:

项目	考核细则	考核标准	分值/分	实得/分	备注(内容或原因)
摆药前	按汇总单拿药及溶媒	一项不合格扣1分	25		
	药品与溶媒双人核对(包括静滴和静推)				
	汇总单双人签字确认				
	汇总单核对无误后放置于固定的位置(方便有问题时查找)				
摆药中	按要求贴签	一项不合格扣1分	40		
	核对溶媒、药品与标签相符				
	药品与标签核对后放入摆药篮				
	药品分类摆放在推车的不同区域				
	评估是否重叠或堆积过多导致倾斜、跌落				

续表

项目	考核细则	考核标准	分值/分	实得/分	备注（内容或原因）
摆药中	每批次摆药完成后对桌面及地面做简单的清场（目的是检查是否有遗落的标签或溶媒）	一项不合格扣1分	40		
传药入仓	药品分类传送于不同的调配间	一项不合格扣1分	20		
	传药时无药品掉落、混装				
	冰箱药品摆放正确				
	冰箱溶媒传送正确				
	化疗药摆放正确				
	C类药物摆放正确				
摆药后	汇总单整理，订册	一项不合格扣1分	5		
	清场，药篮归位，药架整理				
退药回架	退药回架药品单篮分开	一项不合格扣1分	10		
	核对药品名称、规格、批号				
	不同批号药品分开放置				

2.第二阶段调配药师考核标准

在第一阶段考核基础上增加三项。

PIVAS 药品调配操作考核

科室：　　　　　姓名：　　　　　监核人：　　　　　成绩：

项目			操作流程与标准	考核标准	分值/分	实得/分
肠外营养液混合调配操作流程(100分，限时40分钟，每超过1 min扣1分)	准备工作	环境准备	1.混合调配前 30 min 开启净化系统及水平层流洁净台紫外线灯消毒（口述）； 2.查看净化系统运行情况（温湿度、压差）并登记	缺一项扣1分	2	

续表

项目			操作流程与标准	考核标准	分值/分	实得/分
肠外营养液混合调配操作流程(100分,限时40 min,每超过1 min扣1分)	准备工作	用物准备	注射器、砂轮、纱布、消毒液、利器盒、小水桶、笔或签章等	少一件扣1分	5	
		人员准备	仪表端庄,衣帽整洁,无长指甲,无饰品,双人,一岗双责	仪表一处不符合扣2分	4	
	操作流程	混合调配前	1.进入一更更换专用拖鞋; 2.六步洗手法洗手; 3.进入二更戴口罩,帽子,穿洁净服,戴手套; 4.进入混合调配间	缺一项扣2分	6	
			用无菌纱布沾75%酒精从上到下、从内到外擦拭操作台顶部、内侧及台面	一次不合格扣3分	3	
		混合调配中	调配前的核对:调配人员应当以输液标签按单人份核对药篮内的药品名称、规格、数量、有效期等;确认无误后扫描标签并成功计费,进入待加药混合调配操作程序。 包装容器的选择: (1)TPN 总量 ≤ 160 mL 时,选用 50 mL 10%葡萄糖注射液按医嘱抽弃多余的液体后留作容器; (2)当 160 mL ≤ TPN 总量 ≤ 280 mL时,选用 250 mL 葡萄糖输液袋按医嘱抽弃多余的液体后留作容器; (3)当 280 mL ≤ TPN 总量 ≤ 500 mL时,选用 500 mL 葡萄糖输液袋按医嘱抽弃多余的液体后留作容器; (4)当 500 mL ≤ TPN 总量 ≤ 2 000 mL时,选用 1 L 或 2 L 肠外营养成品输液袋; (5)再次检查所有选定的盛装容器,在配置前均应检查是否在有效期内,包装是否密封完整	一项不符合扣3分	15	

续表

项目			操作流程与标准	考核标准	分值/分	实得/分
肠外营养液混合调配操作流程(100分,限时40 min,每超过1 min扣1分)	操作流程	混合调配中	肠外营养输液袋 TPN 配置操作规程: (1)将磷酸盐加入葡萄糖或糖盐溶液中,充分混匀,形成1号液; (2)将左卡尼汀、微量元素、不含磷酸盐的电解质加入氨基酸中振荡混匀,形成2号液; (3)将水溶性维生素与脂溶性的维生素混匀,缓慢加入到脂肪乳剂中,形成3号液; (4)关闭三升袋的所有输液管夹,分别将输液管边接至1号和2号液中,倒转1号和2号液的输液容器,悬挂在水平层流洁净台的挂杆上,待葡萄糖溶液和氨基酸溶液全部流入到静脉营养输液袋后,关闭输液管夹; (5)翻转静脉营养输液袋,在这两种溶液充分混匀后的情况下将3号液缓慢加入其中,关闭输液管夹; (6)轻轻摇动静脉营养输液袋使内容物充分混匀后,将静脉营养输液袋口朝上竖起,打开其中一路输液管夹,将袋子中多余的空气排出后关闭输液管夹; (7)用密封夹关闭静脉营养输液袋,拆开输液管,用备用的塑料帽关闭,静脉营养输液袋口用胶布固定; (8)检查输液袋是否有液体渗出,所配液体是否分层、乳化,外观性状是否异常; (9)再次核对输液标签与所加入药物的名称、剂量是否准确一致,无误后签字以示确认并在指定的统一位置贴上标签,将输液成品传出混合调配间	未查对一次扣5分,手法不正确一次扣2分,药液滴出一次扣1分,加入剂量不正确一次扣5分,残余液体量超过溶解量5%扣5分	20	

续表

项目			操作流程与标准	考核标准	分值/分	实得/分
肠外营养液混合调配操作流程(100分,限时40 min,每超过1 min 扣1分)	操作流程	混合调配中	输液袋/瓶(≤500 mL)盛装 TPN 配置操作规程: (1)根据 TPN 总量,选择主溶媒合适规格的成品为输液袋/瓶,准确抽弃至医嘱需要量的基础溶媒量,再将含磷酸盐加入,混匀后形成 1 号液; (2)将氨基酸缓慢加入上述 1 号液中,充分混匀,形成 2 号液,再抽取不含磷酸盐的电解质、微量元素,分别缓慢加入 2 号液,轻轻拌匀即得 3 号液; (3)抽取水溶性维生素与脂溶性维生素充分混匀后加入到脂肪乳剂药瓶中,混匀形成 4 号液; (4)将 4 号液缓慢加入 3 号液中并轻轻振摇混匀,形成 5 号液,检查成品外观性状; (5)再次核对输液标签与所加入药物的名称、剂量是否准确一致,无误后签字、贴标签,将输液成品传出混合调配间	一项不合格扣 2 分	20	
		混合调配后	1.清场:清除操作区台面上的物品,感染性废弃物放入双层黄色垃圾袋中,损伤性废弃物(针头、安瓿头)放入利器盒中,封口,传出混合调配间; 2.清洁消毒:用沾有 75% 酒精的无纺纱布由无菌要求相对高的区域向无菌要求相对低的区域消毒,依次消毒操作台台面、内壁四周、内壁顶部,开启紫外线灯	未整理扣 5 分,整理不妥或没分类放置扣 2 分	5	
			脱手套,进入二更脱一次性洁净服及口罩,按要求分类弃入垃圾桶,进入一更,六步洗手法洗手,更换拖鞋,出调配间	未执行一次扣 5 分	5	

续表

项目			操作流程与标准	考核标准	分值/分	实得/分
肠外营养液混合调配操作流程(100分,限时40 min,每超过1 min扣1分)	考核问题	注意事项	所有的无菌物品或操作关键部位须暴露在最洁净空气"开放窗口",不得在水平层流洁净台外延调配操作	未执行一次扣5分	5	
			操作台物品的摆放不能阻挡洁净层流,且至少距离后壁8 cm	未执行一次扣2分	2	
			操作时避免任何液体溅入高效过滤器,以免产生破损和滋生霉菌,安瓿在层流台侧壁打开,应当避免朝高效过滤器方向打开	未执行一次扣2分	2	
			应缓慢按压静脉用药袋,以确保充分混匀	未执行一次扣2分	2	
			每调配一种药品后,在标签相应药品处打√,避免少加或重加	未执行一次扣2分	2	
			调配过程中一旦发现异常应立即停止调配,查明原因,加以解决后重配	未执行一次扣2分	2	

打包核对工作考核标准

督查人员:

项目	考核细则	考核标准	分值/分	实得/分	备注(内容或原因)
无菌要求	着装整洁,按六步洗手法洗手	一项不合格扣1分	25		
	帽子、口罩佩戴符合要求				
	用物摆放整齐,按规定放置				
	一次性治疗巾按无菌要求拿放				
	接触其他物品前后用免洗手液洗手				

续表

项目	考核细则	考核标准	分值/分	实得/分	备注(内容或原因)
无菌要求	接触成品的分拣箱及集装箱后用75%酒精擦拭消毒	一项不合格扣1分	25		
	所有推针分拣及配送铺一次性无菌治疗巾				
成品检查	检查成品外观要点(沉淀、变色、异物),加药口位置无渗漏	一项不合格扣1分	40		
	检查安瓿和(或)西林瓶与标签上标识的药品名称、剂量、数量是否一致,标签和溶媒名称、数量是否一致				
	终剂量准确				
	TPN 每袋称量检查后逐行检查				
	检查每组成品是否双签字,非整支药品是否签字				
成品打包装箱	正确填写转床、转科信息	一项不合格扣1分	20		
	打包前确认该组液体处于正常配置和计费				
	确认每批次成品核对完成后装箱				
	装箱出科应检查箱内每袋成品与科室是否一致				
	无混科现象				
成品交接	正确填写装箱信息	一项不合格扣1分	5		
	指导工勤人员封箱配送				

续表

项目	考核细则	考核标准	分值/分	实得/分	备注(内容或原因)
清场	用物摆放整齐,按规定放置	一项不合格扣1分	10		
	桌面无残留液体、药品、空篮				
	75%酒精消毒擦拭不锈钢台面				
	关闭电脑				
被督查人员:		督查时间:			

药品维护组考核标准

督查人员:

考核内容	考核细则	考核标准	分值/分	实得/分	备注(内容或原因)
表格登记	未按照要求登记药品组表格,有以下多种情况者,可累加:①结余药品登记表;②亏损药品登记表;③营养液登记表	屡教不改者扣1分	30		
药品摆药架	还药执行双人复核	未执行双人复核且错还者扣2分	15		
	晚上摆药完成后按要求清理药盒	未执行扣1分			
库房	拿药登记货位卡	未执行扣1分	15		
	该班次按时登记库房温湿度	未执行扣1分			
特殊药品	贵重药品、毒性药品数错或未数导致药品账物不符	未执行扣1分	30		
	贵重药品、毒性药品未按规定发药、登记	未执行扣1分			
	冷藏药品未按要求储存	未执行扣1分			

续表

考核内容	考核细则	考核标准	分值/分	实得/分	备注(内容或原因)
盘存	盘存数错不超过三种药品	超过 3 个扣 1 分	5		
加分项	熟练掌握科室效期药品	加 1 分	5		
	对药品维护管理提出可实施的建议	加 2 分			
	熟练掌握科室多规、相似、听似药品	加 1 分			
被督查人员:		督查时间:			

备注:1.满分 100 分,95 分为及格。未达及格分数上报科内质控小组且单独进行科内药品维护学习考试;

2.98 分及以上者可参与年底科内评优。

3.第三阶段调配药师考核标准

在第二阶段基础上增加三项。

PIVAS 危害药品调配操作考核

科室: 姓名: 监核人: 成绩:

项目			操作流程与标准	考核标准	分值/分	实得/分
危害药品调配操作流程(100 分,限时 40 min,每超过 1 min 扣 1 分)	准备工作	环境准备	1.混合调配前 30 min 开启净化系统及水平层流洁净台紫外线灯消毒(口述); 2.查看净化系统运行情况(温湿度、压差)并登记	缺一项扣 1 分	5	

续表

项目			操作流程与标准	考核标准	分值/分	实得/分
危害药品调配操作流程(100分,限时40 min,每超过1 min扣1分)	准备工作	用物准备	注射器、砂轮、纱布、消毒液、利器盒、小水桶、笔或签章等	少一件扣1分	7	
		人员准备	仪表端庄,衣帽整洁,无长指甲,无饰品,双人,一岗双责	仪表一处不符合扣2分	5	
	操作流程	混合调配前	1.进入一更更换专用拖鞋; 2.六步洗手法洗手; 3.进入二更戴口罩、帽子,并外加一次性防护服,戴双层无粉乳胶手套、双层口罩或N95口罩,戴护目镜; 4.进入混合调配间	缺一项扣2分	5	
			用无菌纱布沾75%酒精从上到下、从内到外擦拭操作台顶部、内侧及台面,铺一次性手术垫,用灭菌纱布浸75%酒精纱布擦拭圆珠笔、签章、多功能安瓿开瓶器、剪刀、利器盒、塑料桶、利器盒等	缺一项扣2分	5	
			将摆好药品及溶媒的药车推至水平层流洁净台附近相应的位置	一项不符合扣2分	2	
		混合调配中	调配前核对:调配专业技术人员按输液标签核对药品名称、规格、数量、有效期等的准确性和药品完好性;确认无误后对需执行的医嘱进行扫描计费,进入待加药混合调配操作程序	一项不符合扣3分	10	

续表

项目			操作流程与标准	考核标准	分值/分	实得/分
危害药品调配操作流程(100分,限时40 min,每超过1 min 扣1分)	操作流程	混合调配中	(1)选用适宜的一次性注射器,拆除外包装,旋转针头连接注射器,确保针尖斜面与注射器刻度处于同一方向,将注射器垂直放置于水平层流洁净台的内侧; (2)用75%酒精消毒输液袋(瓶)的加药处,放置于水平层流洁净台的中央区域; (3)除去西林瓶盖,用75%酒精消毒安瓿颈或西林瓶胶塞,开安瓿时要用灭菌的纱布包裹着安瓿;应在生物安全柜侧壁打开安瓿,应避免朝向高效过滤器方向打开,以防药液喷溅到高效过滤器上; (4)抽取水针剂药液时,注射器针尖侧孔面朝下,紧靠安瓿颈口抽取药液,然后注入输液袋(瓶)中,轻轻摇匀即得;抽取溶解粉针剂时,用注射器抽取适量静脉注射用溶媒,注入粉针剂的西林瓶内,必要时可轻轻摇动以助溶,全部溶解混匀后,用同一注射器抽出药液,注入输液袋(瓶)内,轻轻摇匀; (5)调配结束后,再次核对输液标签与所用药品名称、规格、用量,准确无误后,调配操作人员在输液标签上签名或盖章,标注调配时间;待第二人复核无误签字(章)后将调配好的成品输液用无色透明袋打包密封并将药瓶及清场的相关用品丢至化疗废物垃圾袋; (6)每完成一组输液调配操作后,应当立即清场,不得留有与下批输液调配无关的药物、余液、用过的注射器和其他物品; (7)将输液成品通过传递窗送出,待核对药剂师核对无误后打包装入"化疗/危害药品"专用箱中,登记加锁后由运输工人配送至病区	未查对一次扣5分,手法不正确一次扣2分,药液滴出一次扣1分,加入剂量不正确一次扣5分,残余液体量超过溶解量5%扣5分	25	

续表

项目			操作流程与标准	考核标准	分值/分	实得/分
危害药品调配操作流程(100分,限时40 min,每超过1 min扣1分)	操作流程	混合调配后	1.清场:清除操作区台面上的物品,所有的针头、针筒残留危害药品全部放入利器盒中;其他被使用的一次性耗材、手套等放于双层黄色垃圾袋中;封口贴上"医疗用废弃物",传出混合调配间; 2.清洁消毒:从上到下、从内到外擦拭生物安全柜内部的各个部位1~2遍,再用无菌纱布沾75%酒精按上述方法擦拭1~2遍	未整理扣5分,整理不妥或没分类放置扣2分	5	
			脱手套,进入二更脱一次性洁净服及口罩,按要求分类弃入垃圾桶,进入一更,六步洗手法洗手,更换拖鞋,出调配间	未执行一次扣1分	5	
	考核问题	注意事项	所有的无菌物品或操作关键部位须暴露在最洁净空气"开放窗口",操作区至少离工作台外沿20 cm,内沿8~10 cm,在离台面至少10~15 cm区域内进行操作	未执行一次扣5分	5	
			化疗/危害药品调配应当重视操作者的职业防护,调配时应当拉下生物安全柜防护玻璃,前窗玻璃不可高于安全警戒线,以确保合理的负压	未执行一次扣3分	5	
			操作时要避免任何液体溅入高效过滤器,以免产生破损和滋生霉菌,安瓿在层流台侧壁打开,应避免朝向高效过滤器方向打开。严禁用盛装清水或乙醇的喷壶直接对着层流网罩喷雾	未执行一次扣2分	5	

续表

项目			操作流程与标准	考核标准	分值/分	实得/分
危害药品调配操作流程（100分，限时40 min，每超过1 min 扣1分）	考核问题	注意事项	化疗/危害药品调配完成后，必须将留有危害药品的西林瓶、安瓿交由同台调配人员复核后置于双层医疗垃圾袋内打包密闭	未执行一次扣2分	2	
			配制化疗/危害药品使用后的针头等锐器需置于防漏防刺的利器盒内打包密封；一次性防护服、口罩、手套等脱卸后放置于双层医疗垃圾袋内打包密封（不得将个人防护器材穿戴出准备区域），交由医院统一处置	未执行一次扣2分	2	
			化疗/危害药品从配置到运送的全程中应附随化疗等危害药品溢出应急处理箱	未执行一次扣3分	3	
			依据药品特性严格按照药品说明书的调配方法进行混合调配	未执行一次扣2分	2	
			调配过程中一旦发现异常应立即停止调配，查明原因，加以解决后重配	未执行一次扣2分	2	

审方工作考核标准

督查人员：

项目	考核细则	考核标准	分值/分	实得/分	备注（内容或原因）
临床问题处理	打接电话语气委婉，态度端正	与临床沟通欠佳者，扣1分	30		
	及时做好临床沟通，记录诉求及反馈意见	未做好记录者，扣1分			

续表

项目	考核细则	考核标准	分值/分	实得/分	备注（内容或原因）
临床问题处理	临床与质量有关的电话应及时记录，临床反馈的问题能追溯	未做好记录者，扣1分	30		
	临床用药咨询记录完整				
	超说明书使用记录完整	若因无电话记录导致问题不能追溯者，扣1分			
	临床满意度>85%				
	接获临床差药或配送差错，及时处理，未处理完成的下班必须书面和口头交接	微信未进行交班者，扣1分			
	针对出科差错，当天交班人员应及时在微信交班	对出科差错进行包庇（不暴露）者，扣2分			
处方审核	按工作内容正确提取HIS医嘱	工作流程不够熟悉者，扣1分	40		
	掌握处方审核工作流程	未按照要求提取医嘱导致临床用药受影响，扣1分			
	医嘱审核合格，确保患儿用药安全、有效、经济	多次出现不合理医嘱未被有效审核，扣2分			
	不合理医嘱应及时处理	不合理医嘱配置并送入临床者，扣1分			
		不合理医嘱未及时电话通知医生修改医嘱，扣1分			
		不合理医嘱未注明原因退方，扣1分			

续表

项目	考核细则	考核标准	分值/分	实得/分	备注(内容或原因)
排批印签	灵活调整批次编排,合理、有效	未掌握各科室批次编排者,扣1分	25		
		批次编排严重不合理,导致临床投诉,扣2分			
	按批次分组打印摆放	未能掌握标签首打及重打,扣1分			
	汇总单标识清楚	未正确打印导致标签浪费者,扣1分			
	多药与单药分开	打印一项不合格,扣1分			
	化疗药单独打印				
	静推与静滴区分明显				
	出现断签,应在两张标签背面做简单连接(打签和贴签可方便核对)				
其他	毒性药品收支记录正确	一项不合格,扣1分	5		
	贵重药品每日交接,收支平衡				
	消防安全每日上报				

被督查人员: 督查时间:

PIVAS 药师临床调研工作量化表

临床查房	参与临床查房次数		查看患者人次		参与病例讨论次数	
医嘱审核	长期医嘱审核条数		临时医嘱审核条数		床旁医嘱审核条数	

续表

用药咨询	医生用药 咨询次数		护士工作站 咨询次数		患者用药 咨询次数	
PIVAS 工作及药品宣教	PIVAS 工作 宣教次数		药品宣 教次数		患者用药 宣教次数	
学习培训	参与临床科室 学习培训次数		讲课次数	讲课 内容		形式
成品交接情况	检查成品 交接次数		按要求准点 到科室次数		延迟到 达次数	
药品稳定性观察	观察 组数	在规定的 有效期内 使用组数	超过配置 效期时间 仍未使用 组数	超过效 期后继 续使用 组数	配置药品 在规定效 期内发生 异常情况 组数	配置药品 在规定效 期外发生 异常情况 组数
医嘱输液速度与执行情况	观察 组数			输液 方式	静滴/组	
	符合 医嘱 速度 /组		低于医嘱 速度/组		输液泵入/组	
	高于 医嘱 速度 /组		其他		静推/组	
避光	调研 组数	实际使 用避光 输液器	组数	输液袋 避光/组	组数	
	需避 光输 注/组		占需光组/%		占需光组/%	

4.第四阶段调配药师考核标准

在第三阶段基础上增加质量检查和带教工作(带教老师选拔及考核本书中不描述)。

4.1 一级审方药师培训标准

PIVAS 一级审方药师培训与效能计划

项目	培训时段	基本内容	目标/效能指标	考核形式	合格评判
制度、流程与职责	1 周	药品法规与医院制度	熟悉相关法规与制度,掌握基本要点并会应用	书面与提问	
		药品管理制度与流程	掌握医院药事管理制度	书面与提问	
		审方相关制度	掌握审方相关制度的要点	书面与提问	
	1 周	审方工作流程	掌握审方流程	书面与提问	
		审方岗位职责	熟悉不同班次的岗位职责	书面与提问	
		其他	根据掌握情况临时考核	书面与提问	
基本知识与理论	1 周	儿童用药剂量依据与评判	掌握体重剂量、体表面积剂量、年龄剂量	书面与提问	
		儿童液体治疗的基本原则	掌握至少 2 种特殊情况及一般情况的儿童液体治疗基本原则	书面与提问	
	3 周	儿童常用抗菌药物药理分类与主要代表药物的合理使用	掌握儿童常用各类抗菌药物的主要代表药物与合理使用(每类不少于 2~3 种)	书面与提问	
	1 周	儿童常用抗病毒药物结构分类与主要代表药物的合理使用	掌握儿童常用抗病毒药物的主要代表药物与合理使用(每类不少于 2~3 种)	书面与提问	

续表

项目	培训时段	基本内容	目标/效能指标	考核形式	合格评判
基本知识与理论	1周	儿童常用抗真菌药物结构分类与主要代表药物的合理使用	掌握儿童常用抗真菌药物的主要代表药物与合理使用（每类不少于2~3种）	书面与提问	
	1周	儿科常用糖皮质激素的主要代表药物的合理使用	掌握儿童常用糖皮质激素的主要代表药物与合理使用（每类不少于2~3种）	书面与提问	
	1周	儿科静脉常用维生素的主要代表药物的合理使用	掌握儿童常用维生素的主要代表药物与合理使用（每类不少于3种）	书面与提问	
	2周	熟悉3个、掌握1个器官系统疾病的药物治疗原则与药物选择	掌握1个器官系统疾病的药物治疗原则与药物选择	书面与提问	
	1周	其他	根据掌握情况临时考核	书面与提问	
基本技能	1周	准确快速审核医嘱	独立操作	提问与现场考核	
	1周	对医嘱能准确快速分批次	独立操作	提问与现场考核	
	1周	对各批次医嘱能准确快速汇总与做标签	独立操作	提问与现场考核	
	1周	能准确快速查找欠合理医嘱并完善和修正该医嘱	独立操作	提问与现场考核	
	1周	能处理临床一般性的有关PIVAS的问题	独立处理	提问与现场考核	
	1周	能应急处理PIVAS一般性的问题	独立处理	提问与现场考核	
	1周	其他	根据掌握情况临时考核	书面与提问	

4.2 二级审方药师培训标准

PIVAS 二级审方药师培训与效能计划

项目	培训时段	基本内容	目标/效能指标	考核形式	合格评判
制度、流程与职责	1周	药品法规与医院制度	熟悉相关法规与制度，掌握基本要点并会应用	书面与提问	
		药品管理制度与流程	掌握医院药事管理制度	书面与提问	
		审方相关制度	掌握审方相关制度的要点	书面与提问	
	1周	审方工作流程	掌握审方流程	书面与提问	
		审方岗位职责	熟悉不同班次的岗位职责	书面与提问	
		其他	根据掌握情况临时考核	书面与提问	
基本知识与理论	1周	儿童用药剂量依据与评判	掌握体重剂量、体表面积剂量、年龄剂量	书面与提问	
		儿童液体治疗的基本原则	掌握至少3种特殊情况及一般情况的儿童液体治疗基本原则	书面与提问	
	3周	儿童常用抗菌药物药理分类与主要代表药物的合理使用	掌握儿童常用各类抗菌药物的主要代表药物与合理使用(每类不少于3~5种)	书面与提问	
	1周	儿童常用抗病毒药物结构分类与主要代表药物的合理使用	掌握儿童常用抗病毒药物的主要代表药物与合理使用(每类不少于3~4种)	书面与提问	
	1周	儿童常用抗真菌药物结构分类与主要代表药物的合理使用	掌握儿童常用抗真菌药物的主要代表药物与合理使用(每类不少于3~4种)	书面与提问	
	1周	儿科常用糖皮质激素的主要代表药物的合理使用	掌握儿童常用糖皮质激素主要代表药物与合理使用(每类不少于3~4种)	书面与提问	

续表

项目	培训时段	基本内容	目标/效能指标	考核形式	合格评判
基本知识与理论	1周	儿科静脉常用维生素的主要代表药物的合理使用	掌握儿童常用维生素的主要代表药物与合理使用（每类不少于3种）	书面与提问	
	2周	熟悉3个、掌握2个器官系统疾病的药物治疗原则与药物选择	掌握2个器官系统疾病的药物治疗原则与药物选择	书面与提问	
	1周	其他	根据掌握情况临时考核	书面与提问	
基本技能	1周	准确快速审核医嘱	独立操作	提问与现场考核	
	1周	对医嘱能准确快速分批次	独立操作	提问与现场考核	
	1周	对各批次医嘱能准确快速汇总与做标签	独立操作	提问与现场考核	
	1周	能准确快速查找欠合理医嘱并完善和修正该医嘱	独立操作	提问与现场考核	
	1周	能处理临床一般性的有关PIVAS的问题	独立处理	提问与现场考核	
	1周	能应急处理PIVAS一般性的问题	独立处理	提问与现场考核	
	1周	系统总结临床调研的相关问题	独立处理	提问与现场考核	
	1周	其他	根据掌握情况临时考核	提问与现场考核	

4.3 三级审方药师培训标准

PIVAS 三级审方药师培训与效能计划

项目	培训时段	基本内容	目标/效能指标	考核形式	合格评判
制度、流程与职责	1周	药品法规与医院制度	熟悉相关法规与制度，掌握基本要点并会应用	书面与提问	
		药品管理制度与流程	掌握医院药事管理制度	书面与提问	
		审方相关制度	掌握审方相关制度的要点	书面与提问	
	1周	审方工作流程	掌握审方流程	书面与提问	
		审方岗位职责	熟悉不同班次的岗位职责	书面与提问	
		其他	根据掌握情况临时考核	书面与提问	
基本知识与理论	1周	儿童用药剂量依据与评判	掌握体重剂量、体表面积剂量、年龄剂量	书面与提问	
		儿童液体治疗的基本原则	掌握至少3种特殊情况及一般情况的儿童液体治疗基本原则	书面与提问	
	3周	儿童常用抗菌药物药理分类与主要代表药物的合理使用	掌握儿童常用各类抗菌药物的主要代表药物与合理使用（每类不少于5种）	书面与提问	
	1周	儿童常用抗病毒药物结构分类与主要代表药物的合理使用	掌握儿童常用抗病毒药物的主要代表药物与合理使用（每类不少于4种）	书面与提问	
	1周	儿童常用抗真菌药物结构分类与主要代表药物的合理使用	掌握儿童常用抗真菌药物的主要代表药物与合理使用（每类不少于4种）	书面与提问	
	1周	儿科常用糖皮质激素的主要代表药物的合理使用	掌握儿童常用糖皮质激素的主要代表药物与合理使用（每类不少于4种）	书面与提问	

续表

项目	培训时段	基本内容	目标/效能指标	考核形式	合格评判
基本知识与理论	1周	儿科静脉常用维生素的主要代表药物的合理使用	掌握儿童常用维生素的主要代表药物与合理使用（每类不少于3种）	书面与提问	
	2周	熟悉5~7个、掌握4~5个器官系统疾病的药物治疗原则与药物选择	掌握4个以上器官系统疾病的药物治疗原则与药物选择	书面与提问	
	1周	其他	根据掌握情况临时考核	书面与提问	
基本技能	1周	准确快速审核医嘱	独立操作	提问与现场考核	
	1周	对医嘱能准确快速分批次	独立操作	提问与现场考核	
	1周	对各批次医嘱能准确快速汇总与做标签	独立操作	提问与现场考核	
	1周	能准确快速查找欠合理医嘱并完善和修正该医嘱	独立操作	提问与现场考核	
	1周	能处理临床一般性的有关PIVAS的问题	独立处理	提问与现场考核	
	1周	能应急处理PIVAS一般性的问题	独立处理	提问与现场考核	
	1周	系统总结临床调研的相关问题	独立处理	提问与现场考核	
	1周	熟悉常用医疗缺陷分析工具，并掌握1~2种工具的具体应用	独立处理	提问与现场考核	
	1周	其他	根据掌握情况临时考核	提问与现场考核	

第七节　进阶申请

PIVAS 工作人员第二阶段—第四阶段进阶申请表

一、进阶申请人填写						
姓名		科室		参加工作时间		
学历		学位		职称		
申请层级（请在□内打√）			第二阶段□　　第三阶段□　　第四阶段□			
自我鉴定（从工作态度、工作业绩、培训完成情况、科研教学情况、不足之处及改进等方面总结）						

二、科室考核部分（科室小组管理人员完成）

考核项目	考核内容	分值	得分
综合素质	参照培训手册中《综合素质考核表》考核	20 分	
三基考核	本阶段所参加的科内、院内三基理论与操作考核	20 分（参加一次补考扣 5 分）	
培训手册完成情况	《分阶段培训手册实施情况评分标准》填写的完整性、及时性和真实性	好（20 分）、较好（15 分）、一般（10 分）、差（0 分）	
年度考核结果	本阶段专业技术人员年度考核结果	20 分（年度基本称职扣 2 分/次，年度不称职扣 5 分/次）	
科内培训	本阶段参加科内培训出勤率（可抽查 1 年情况）	100%（20 分）、75%（15 分）、50%（10 分）、25%（5 分）、0%（0 分）	

续表

考核项目	考核内容	分值	得分
加分内容	院级奖励加 5 分;校级奖励 加 10 分;本阶段参加学历教育并毕业加 5 分		
扣分内容	出科差错	每次扣 5 分	
总分			

备注:70~74 分为合格;75~84 分为良好;85 分及以上为优秀。